协和专家+
协和妈妈圈

干货分享

养胎

李宁　北京协和医院营养专家
编著　全国妇联项目专家组成员

中国轻工业出版社

图书在版编目（CIP）数据

协和专家＋协和妈妈圈干货分享·养胎／李宁编著 . —北京：
中国轻工业出版社，2017.7

ISBN 978-7-5184-1385-0

Ⅰ．①协… Ⅱ．①李… Ⅲ．①妊娠期－妇幼保健－基本
知识 Ⅳ．① R715.3

中国版本图书馆 CIP 数据核字（2017）第 092177 号

责任编辑：付　佳　王芙洁
策划编辑：翟　燕　　责任终审：唐是雯　　责任监印：张京华
整体装帧：杨　丹　　责任校对：李　靖　　全案制作：悦然文化

出版发行：中国轻工业出版社（北京东长安街6号，邮编：100740）
印　　刷：北京画中画印刷有限公司
经　　销：各地新华书店
版　　次：2017 年 7 月第 1 版第 1 次印刷
开　　本：720×1000　1/16　印张：14
字　　数：250 千字
书　　号：ISBN 978-7-5184-1385-0　定价：39.80 元
邮购电话：010-65241695　传真：65128352
发行电话：010-85119835　85119793　传真：85113293
网　　址：http://www.chlip.com.cn
Email：club@chlip.com.cn
如发现图书残缺请直接与我社邮购联系调换
170166S7X101ZBW

怀孕了，吃是头等大事。

胎宝宝的营养全部依赖母体的供给，可以说孕妈妈吃进去什么，胎宝宝就吸收什么。怀胎十月，胎宝宝从一颗小小的受精卵，长成3500克左右的足月儿，要长大脑、长骨骼、长四肢、长头发、长内脏器官，孕妈妈自身乳房增大、子宫增大、血流量增加……都需要充足、合理、及时的营养供给。本书立足于孕期饮食的方方面面，不管你是头胎孕妈，还是高龄二胎孕妈，都能以此为饮食手册。

孕期营养不是一味多吃、拼量，而是要重视饮食的质量。均衡营养、食物多样化，才能在总热量不变的前提下摄入全面的营养，满足自身和胎宝宝生长发育的需要。本书介绍了孕期所需关键营养，指导孕妈妈如何科学摄取，不缺乏不过量。

胎宝宝一步步长大，要经历三次大脑发育高峰、要储存皮下脂肪……跟着胎宝宝的发育有针对性地给予重点营养，能让孩子健康又聪明。同时，孕妈妈在孕期也要做好营养储备，为产后哺乳做准备。本书以月份为主线，介绍了每一月份所需的重点营养、养胎饮食原则，让孕妈妈吃好，长胎不长肉。

怀孕了，要享受吃的特权，但要做一个高情商吃货，管理好体重，为顺产和产后泌乳打好基础。祝每一位孕妈妈都能顺利生下健康、聪明、漂亮的乖宝宝！

Part 1

长胎不长肉，避免巨大儿

Part 4　孕中期 （孕4~7月）

胎宝宝生长加速期，怎么补才跟得上

孕晚期（孕 8~10 月）

胎宝宝出生前的营养存储，怎么吃才够

Part 6 出现某些小病痛时，怎么吃不耽误胎宝宝长

特殊症状孕妈妈怎么吃最安胎

北京协和医院营养科医生和
"协和妈妈"精彩亮相

李宁

宝石妈

身份介绍

北京协和医院营养专家
全国妇联项目专家组成员

身份介绍

公共营养师
70后二孩妈妈，典型的高龄二孩孕妈

自述参与本书的理由

平时在门诊工作中，来咨询营养的孕妈妈非常多，可见很多孕妈妈对饮食是非常重视的，但在短暂的问诊中，很难把所有问题都说透。所以，很有必要做一些孕期营养的科普。希望本书能对孕妈妈的营养保健起到一定的作用，也祝愿每一位孕妈妈都能平平安安生下一个健康娃。

自述参与本书的理由

"怀孕以后不管是我自己，还是全家人都很关心吃的问题，我怀老二的时候是高龄产妇，怀孕期间得了妊娠糖尿病，但最终顺产一个男宝宝，一切指标都不错，产后妊娠糖尿病也恢复了。在这里，我想以过来人的身份传授一些我的孕期饮食经验，希望对各位孕妈妈有帮助。"

可乐妈

晨宝朵、阳果豆妈
（下文简称"晨宝朵妈"）

<table>
<tr><td>身份介绍</td><td>身份介绍</td></tr>
</table>

身份介绍

事业单位行政部门员工，怀孕时是地地道道的职场孕妈。

身份介绍

双胞胎妈妈，现任外企事业部项目主管，一对中韩混血儿子已经 2 岁多了。

自述参与本书的理由

"我的宝宝 2 岁多了，回想我自己的孕期经历，我这个职场妈妈深有感触，从怀孕到后来纯母乳喂养到宝宝一岁半，还真是挺有成就感的。你的心情我都懂，你遇到的问题可能是我经历过并得到解决的，我很愿意把这些经验分享给各位孕妈。"

自述参与本书的理由

"我是一个双胞胎妈妈，虽然'负担'是双倍的，但是欣喜也是双倍的。怀双胞胎处处都要比单胎妈妈格外注意，饮食营养更是如此，总是担心不够两个宝宝用。在孕期看了很多书，按时到北京协和医院产检，在产检医生的帮助下，我的两个宝贝非常健康，出生后都很少生病，活泼又健康。能有机会把我的经验分享出来，真的很荣幸。"

孕期营养决定孩子一生健康

怀孕后，孕妈妈的身体发生了很大变化

怀胎十月即妊娠 40 周，可以分为早、中、晚三个阶段，孕 1~3 月为孕早期，孕 4~7 月为孕中期，孕 8~10 月为孕晚期。怀孕后，女性的身体会发生一系列的改变以适应孕育胎宝宝的需要，一般到产后 2~6 周，一些生理性的改变才逐渐恢复，而身材的变化则要在产后 3~6 个月才能恢复。

孕激素和代谢改变

受精卵形成后，孕妈妈的绒毛膜促性腺素分泌增加，产生大量的雌激素和孕酮。

甲状腺功能增强，基础代谢水平增高。孕妈妈体内的合成代谢增高，需要消耗更多的热量和营养素。

对孕妈妈的糖代谢有一定的影响，催乳素可以促进脂肪分解，皮质醇可以促进合成葡萄糖，因此孕妈妈也容易发生妊娠糖尿病。

消化功能发生改变

孕激素的增加导致胃肠道平滑肌松弛，蠕动减慢，消化液和消化酶减少，胃排空及食物在肠道内停留时间延长，孕妈妈容易出现饱胀感和便秘。食物在肠道内停留的时间延长，使得人体对钙、铁、维生素 B_{12} 和叶酸等的吸收量增加，摄取量也应该相应增加。

血容量增加

孕期血容量大幅度增加，在孕 28~32 周时达到峰值。对铁等营养素的需求量大增，否则容易出现生理性贫血。

肾功能改变

孕妈妈自身和胎宝宝的代谢废物增加，肾脏负担加重。一些营养素，比如葡糖糖、氨基酸、水溶性维生素的排出量增加，如叶酸的排出率比非孕期要增加 1 倍，所以要增加摄入。

心脏负担加重

孕期由于血容量增加，心脏要承担更多的工作，负担增加。

其他的改变

子宫增大、乳房增大，牙齿也容易缺钙和感染。

孕期营养决定了孩子生命早期的营养

孕期是生命早期 1000 天的起始阶段，这个过程包括宫内 280 天和出生后的 2 年。

孕期营养是指胎儿的宫内阶段，胎儿从一个小小的受精卵长成足月儿，所需的全部营养都要孕妈妈供给。与此同时，孕妈妈乳腺和子宫的发育、分娩后乳汁的分泌等，都需要充足的营养，因此大部分营养需求量都较孕前有所增加。

宫内营养好，宝宝健康又聪明

宫内营养好是指营养不过剩不缺乏，胎宝宝到出生时体重达到 3000~3500 克。

人的神经系统首先在胚胎期发育，大脑皮质的发育主要在妊娠后期和出生后的第一年，所以，孕期和出生后的一年，都是大脑发育的关键期，可见孕期的营养对大脑发育多么重要。只要孕期合理而均衡摄入食物，是可以满足孕妈妈和胎宝宝的营养需求的。

营养过剩或缺乏会影响孩子成年后的体质

孕期营养过剩或缺乏不仅可以导致妊娠期母体并发症的发生，如妊娠高血压、妊娠糖尿病、贫血等。超重和肥胖孕妈妈分娩时，会由于脂肪堆积，增加软产道阻力，导致产后出血和剖宫产风险增加。

孕期营养过剩或缺乏还容易导致不良的妊娠结局，比如神经管畸形儿、巨大儿、胎儿生长受限等。同时，胎儿出生体重低，除增加其成年期心血管疾病外，后代成年期糖代谢异常、中心性肥胖和血脂异常、骨质疏松等成年疾病发生也明显增加。

孕期补营养为产奶和分娩做准备

孕期饮食营养好，乳房得到充分的营养，产后乳汁的分泌就多，更有利于实现纯母乳喂养。如果生完以后才为催奶做准备，则为时已晚。最好的准备是从怀上开始就均衡饮食。

自然分娩也就是顺产，是最好的分娩方式，为促进顺利分娩，需要在孕期就重视营养，做好准备。吃得过胖，会导致巨大儿，会给分娩造成困难，甚至出现难产。孕期合理饮食，保持适当的体重增长，胎宝宝的体重也正常，那么就有了顺利顺产的可能。

可乐妈经验谈

孕期别长太胖，产后恢复才快

我怀孕的时候一直上班，生完休了4个月产假就重返职场。怀孕期间，我每天都在工作间隙动一动，上下班的路上也刻意提前下车，多走一段路，加上我没有大吃大喝，体重长了10千克，在合理范围内，生完孩子大概4个月我就和生之前一样了，而且我奶水也够孩子吃，并没有像很多妈妈那样孕期长胖太多，生完孩子就回不去了。

长胎不长肉，
避免巨大儿

孕妈妈的体重增长反映了营养状况

孕期体重都长哪了

怀孕之后，体重增长是必然的，由于胎儿依靠胎盘获取营养，如果母亲没有获得足够的体重，那宝宝就有可能出现营养不良、生长迟缓等，因此可以说，孕妈妈的体重增长在一定程度上反映了胎宝宝的生长发育情况。

孕妈妈增长的体重 ≠ 胎宝宝的体重

孕妈妈的增重量和胎宝宝的增重量并不是相等的，胎宝宝的增重量只占孕妈妈增重量的 20%~25%，其他 75%~80% 为胎儿附属物及母体增重，主要表现在子宫、胎盘、乳房、血液、羊水的重量及母体脂肪的储备。

孕妈妈增长的体重 = 子宫的增长 + 胎盘 + 孕妈妈乳腺组织增大 + 孕妈妈体液增加 + 孕妈妈血容量增加 + 孕妈妈储备脂肪为泌乳做准备 + 胎宝宝的体重

孕前到产后，子宫的大小变化

怀孕前的子宫大约 50 克重，相当于一个小橘子大小

孕 40 周的时候，胎宝宝重量可达到 3000~3500 克，子宫被撑大到差不多两个哈密瓜大小

哪些是必要性体重增长

胎宝宝要在 40 周的时间里从一个受精卵成长为一个重 3 千克左右的胎儿，支撑他生长发育的有胎盘、羊水、妈妈的血容量、增大的乳腺、扩大的子宫等。这些构成了孕妈妈孕期一部分增长的体重，称之为必要性体重增长。

体重增长过多易致妊娠糖尿病和巨大儿

孕妈妈在孕期需要储备脂肪，为产后的哺乳做准备，而孕妈妈所吃的食物是脂肪的直接来源。孕妈妈的体重增长中，必要性体重增长是相对稳定的，但是脂肪储备的多少与饮食和运动有关，是可以控制的。

因为，除去必要性体重增长之外，孕妈妈要控制自身的脂肪储备，以免造成脂肪过分堆积，增加妊娠糖尿病、巨大儿等风险。

体重增长过快的危害	体重增长过慢的危害
•导致巨大儿 •增加分娩难度 •引起妊娠并发症，如妊娠糖尿病、妊娠高血压 •孕妈妈身材走样，产后身材不易恢复 •容易长妊娠纹	•易致胎儿发育迟缓 •孕妈妈容易贫血 •宝宝出生后免疫力低

孕期增重多少最适宜

根据孕前体重指数计算该增重多少

一般来说，使用体重指数即 BMI 来评估孕前妈妈的营养状况比较准确，根据孕前 BMI 值来确定孕期体重增长范围。

体重指数（BMI）＝体重（千克）÷ 身高的平方（米²）

	孕前BMI	体重增加(千克)
体重不足	<18.5	12.5~18
标准体重	18.5~24.9	11.5~16
超重	25.0~29.9	7~11.5
肥胖	≥30.0	5~9

例如：身高 1.6 米的孕妈妈，体重 50 千克，那 BMI=50÷（1.6×1.6）≈ 19.5，孕前体重属于正常，在孕期的总增重应控制在 11.5~16 千克。

3000~3500 克的胎宝宝最好生

有的孕妈妈觉得好不容易怀上一个宝宝，就该让他长得大一点、胖一点，这样出生后孩子的身体底子才好，其实这是不对的。孕期要讲究营养均衡，宝宝的出生体重在 3000~3500 克的最好生。如足月出生的宝宝体重低于 2500 克，就是足月低体重儿，可能胎宝宝的发育有问题，出生后容易出现生长障碍；如果宝宝体重大于 4000 克，也就是巨大儿，则可能无法顺产，或者容易出现难产。合理、均衡、科学地进行孕期营养和体重的管理，才是孕期营养摄入的关键。

孕早、中、晚期要分阶段增重

孕早期宝宝增长缓慢，增重不超过 2000 克为宜

胎宝宝：孕 1~3 月，胎宝宝各器官发育尚未成熟，所需的营养并不多。

孕妈妈：体形并没有明显的变化，乳房会略有发胀，此时体重增长较慢，甚至孕吐严重的孕妈妈体重不增反降，即使胃口好的孕妈妈在孕早期增加 2000 克以内即可。

饮食：此时不用过分在意体重，没有孕吐的维持孕前的食量就行，孕吐严重的尽量少食多餐，吃一些清淡易消化的食物。

孕中期胃口好，每周增重 350~400 克

胎宝宝：胎宝宝迅速发育，身长和体重都增长迅猛。

孕妈妈：16~27 周是体重增长加速期，腹部明显凸起，胸部和腰部也明显增加，此时的体重增加最好每周稳定在 350~400 克，这是控制体重的关键期。

饮食：每天增加 300 千卡热量，饮食要均衡，各种营养素都要齐全。

孕晚期体重上升快，每周增重不超过 400 克

胎宝宝：32~35 周胎宝宝长得最快，十月怀胎长到身长 48~51 厘米，体重 3000~3500 克。

孕妈妈：体重上升非常快，即使吃得不多也会长得很快，体重增长要控制在每周不超过 400 克。如果早期、中期体重控制合理，孕晚期也可每周稳步增重 350~400 克。

饮食：每天增加 450 千卡热量，少食多餐，均衡搭配。

多胞胎妈妈应增重多少

而对于怀有双胞胎或多胞胎的孕妈妈来说，一个人吃的饭几个人来分享，因此要比怀一个宝宝的孕妈妈摄取更多营养，以确保宝宝的生长发育。如果体重增加不足，容易导致早产、低体重儿等问题，但是体重的增长并不是简单的乘2。如果孕前体重在正常范围，孕期长16~24千克为宜；如果孕前体重超重，孕期长13~22千克为宜；如果孕前属于肥胖，孕期体重增长应控制在11~18千克。饮食上要均衡，尤其要保证足够的优质蛋白质、B族维生素、钙、铁等，应增加粗粮、蔬菜、水果的摄入。

高龄孕妈如何控制体重

高龄孕妈妈比20多岁的孕妈妈更爱发胖，体重增加过多容易导致妊娠糖尿病，腹中的宝宝长得太大会给分娩带来困难。因此要在怀孕之初就控制体重，孕期体重增加最好别超过12.5千克，多吃高蛋白、低脂肪食物，少吃甜食。

李大夫特别叮嘱

双胞胎孕妈妈更应小心

怀双胞胎，孕妈妈容易出现各种妊娠并发症，在整个孕期，孕妈妈应该坚持进行产检，尤其要注意血压和尿蛋白，因为这些指标可以真切地反映出胎儿和母体的健康状况。

由于双胞胎孕妈妈的体形更大，子宫也明显比单胎增大更多，这不仅增加了孕妈妈的身体负担，对心、肺及下腔静脉的压迫也更多，容易产生心慌、呼吸困难、下肢水肿及静脉曲张等压迫症状，在孕晚期尤其明显。因此，孕妈妈要特别注意避免劳累，适当多休息，这对减轻压迫、预防早产都有好处。

积极监测体重

如何监测体重

体重增长过快过慢都会影响胎宝宝的健康，因此孕期要做好体重管理。管理体重最简便的方法就是称重并记录，既简单易操，又能起到及时监测的效果。

一般孕妈妈孕早期的胃口不好，体重增加不多，而从孕中期开始告别了孕吐反应，食欲大增，体重增长迅速。因此，应该从孕中期开始定期定时监测体重，最好每周测量一次，而到了孕晚期最好能做到每天测一次体重。

准确称体重的小细节

1. 尽量使用同一台体重秤来称重。

2. 每次都在同一身体状态下称重：体重在一天内的不同时刻会相差 1 千克左右，如吃饭或喝水前后、睡觉前后、大便前后的体重会有所差异。最好选择在清晨起床排便后、早餐前，或沐浴后赤脚穿内衣裤时进行测量。每次选择同样的时间点，能保证测量的准确度。

3. 称重时尽量穿着薄厚相当的衣服，以力求精准。

体重变化异常时要咨询医生

孕期控制体重过多过快的增长是十分必要的，这样能避免妊娠并发症，还能减少分娩困难。但是如果体重增长过慢也要注意，可能提示胎儿发育迟缓或者某种疾病所致。如果体重明显下降就更要引起重视了，即使是孕吐严重的孕早期，体重的下降也不应超过孕前体重的10%，此外，要排除疾病、营养不良等情况。

可乐妈经验谈

怀孕不是生病，而是一个生理过程

孕妈妈们千万不要把自己当成"病号"去调补，一旦体重超标，不但可能影响分娩，产后也不容易恢复。我怀孕之前身体健康、不挑食、不偏食，怀孕以后基本就是正常饮食，适当补充特定孕期所需的食物和营养，等到了孕中晚期的时候，少吃脂肪和糖类食物就行了。

按时产检，灵活调整饮食

产前检查有助于随时了解孕妈妈的身体状况，以及胎儿的生长发育情况，及时有效地预防妊娠高血压、妊娠糖尿病等情况，还能及时了解胎宝宝的大小，以及孕妈妈的骨盆情况，从而帮助确定生产方式。

产前检查有利于随时发现问题、及时应对问题，如果某次检查出现异常，医生还会增加检查次数，以确保母子平安。如果产检各项指标正常，孕妈妈可以保持之前的饮食习惯；如果有血压、血脂、血糖异常等，首先要从饮食上予以调整，症状严重的则要遵医嘱予以相应的药物等治疗。但任何治疗都要以饮食为基础，良好的饮食营养才是胎宝宝成长发育的保证。

李大夫特别叮嘱

产检能最大化减少出生缺陷

目前公认的出生缺陷病因主要有遗传因素（染色体、单基因和基因组的异常）、非遗传因素（母体疾病、感染、生活方式和药物等）、致畸剂（有害的物理、化学因素等）。其中，母体因素和致畸剂是完全可以预防的。出生缺陷在我国的发生率并不低，《中国出生缺陷防治报告（2012）》指出，我国出生缺陷发生率约为5.6%。减少出生缺陷的有效办法是备孕阶段做孕前检查，怀孕期间做产前筛查、产前诊断和孕产妇保健等，出生后的宝宝在3~6个月内进行新生儿疾病筛查。对检查出有先天性代谢异常及听力有缺陷的宝宝进行及早干预治疗，尽量降低甚至减免宝宝的出生缺陷程度。

孕期检查的时间和项目

产检时间	重点检查项目	备注
0~5周：产检	确定怀孕	
5~8周：产检	B超确定妊娠囊位置	超声波是频率高于2000赫兹的声波，有宫外孕史的孕妈妈特别需要通过B超确定妊娠囊位置
6~8周：产检	抽血查甲状腺功能；B超看胎儿心跳	高龄或者有过流产史的孕妈妈需要在孕6~7周做B超；如果从未查过甲状腺功能的女性应该做甲状腺检查
11~14周：产检	颈项透明层厚度（NT）	B超排查畸形
9~16周：第一次正式产检	给胎宝宝建立档案；做各项基本检查，包括体重、血液、血压、问诊、胎心音	大多数孕妈妈建档的时间在12周，其实在8~12周皆可，但最晚不可晚于16周
17~20周：第二次正式产检	唐氏筛查	排查唐氏儿，如唐筛未过，需要做羊水穿刺或无创DNA。35岁以上直接做羊水穿刺
21~24周：第三次正式产检	B超大排畸	筛查胎儿脑部、四肢、心脏等畸形
25~28周：第四次正式产检	妊娠糖尿病筛查	喝糖水，检测血糖
29~32周：第五次正式产检	妊娠高血压综合征筛查	排除妊娠高血压的可能，避免先兆子痫
33~34周：第六次正式产检	B超评估胎儿体重，做胎心监护	超声波评估胎儿体重，胎心监护看胎儿状况，抽血查有无贫血
35~36周：第七次正式产检	阴道拭子、B超、心电图和内检	了解有无阴道感染，决定分娩方式
37周：第八次正式产检	胎心监护，测胎心率，测量骨盆	监测胎儿状态
38~42周：第九次正式产检	临产检查，B超估计胎儿大小和羊水量	评估宫颈条件，随时准备生产；41周以后考虑催产

注：正式产检前的3次B超并不是每个孕妈妈都必须做，但如果是有过宫外孕史、流产史、高龄产妇，则需在医生建议下酌情做。第六、七次产检的B超是为了监测胎儿，孕妈妈可根据产检医院的要求操作。

合理运动，管好体重

孕期运动可避免肥胖，还有助顺产

孕期适当运动，能帮助控制体重，还能帮助孕妈妈保持愉快的心情，对胎宝宝的健康发育也十分有益，可避免孕期肥胖，不仅有助于顺产，还可以促进产后身材恢复。

运动的范围很广，做做家务、散散步、练瑜伽、游泳、快走、慢跑，只要让身体动起来，都属于孕期运动的范畴。具体运动类别要根据个人情况来，有的人原本就是个健身派，身体可承受的运动强度比较强，只要稍加调整即可。如果孕前就不太做运动，孕期强度也不宜过大。

孕妈妈做运动的宗旨永远是以自己感觉舒适为宜，不要勉强，也不要逞强。做任何一项运动时，孕妈妈一定要注意听从身体的警告，如果运动中感到疼痛、不舒服、晕眩或呼吸不畅时，都要立即停止。如果停止后仍有不适感，则应立刻就医。

孕早期不要做大幅度运动

孕早期属于不稳定阶段，一般不建议做大幅度的运动，主要以散步为主，同时可以配合做一些手部和脚部的放松运动。有早孕反应的孕妈妈适当做一些运动还有助于改善早孕症状。

不进行任何可能伤害到腹部的运动

怀孕后，孕妈妈的腹部会慢慢发生变化，但无论是孕早期腹部还没隆起时，还是孕晚期腹部已经高高隆起的时候，孕妈妈都要时刻铭记，任何可能对腹部造成潜在威胁的练习都应该停止，如腹部挤压、腹部强烈扭转等可能会挤压到胎儿，使宫内压升高，甚至导致流产。

孕中期可适当增加运动量，但要避免跳跃性动作

随着孕中期的到来，孕早期的不适感消退，身体处于比较舒服的状态。此时，孕妈妈可以适当增加运动强度和种类，增加一些耐力和力量练习，这样会增强肌肉骨骼的柔韧性，有助于控制体重，为分娩做准备。

但是要尽量选择动作轻柔的运动，避免跳跃性动作，因为孕妈妈的腹部越来越大，身体的重心发生变化，跳跃性的动作会让身体失去平衡，容易摔倒。

不要为了控制体重而随意增加运动强度和时间

孕期合理控制体重是非常重要的，但不要随意增加运动强度，否则会加重身体的疲劳感，影响锻炼效果。孕妈妈应掌握自己的身体情况，在身体状态允许的情况下，适当增加强度和时间，给身体一个适应的过程。但运动最可贵的是坚持，让身体一直处于舒适状态，也有利于身心健康。

猫式伸展运动

1 四脚板凳式，小腿及脚背紧贴垫子，十指张开撑地，指尖向前，手臂、大腿挺直与地面成直角。注意腰背要挺直，身体与地面平行。

2 吸气，抬头，打开胸腔，臀部翘起，坐骨打开，感觉体前侧完全展开。

3 手和膝盖打开，与肩同宽，趴在地上，右手撑地，左手向前平伸，同时抬右腿。持续1分钟后，换相反方向。

孕晚期适当减少运动频率，放慢节奏

进入孕晚期，孕妈妈的身体变化随之而来：双脚变得沉重；肩背、腰部疼痛，出现腿部抽筋次数也增加了；变大的肚子会影响身体的重心，走路有些不太稳了。此时，孕妈妈运动要特别关注身体的耐受力，应适当降低动作的难度，减少运动频率和每次运动的时间，避免让身体疲劳，以免增加不适感。

不要做平衡类和仰卧类运动

孕晚期，孕妈妈的肚子已经很大了，身体的重心会发生改变，就算是走在平地上或站立，有的孕妈妈也感觉身体没有以前那么稳了。孕晚期的运动要减少平衡性的体位练习，以免摔倒。孕晚期也不宜做仰卧类运动，因为子宫日益增大，有不同程度的右旋，会压迫下腔静脉，而下腔静脉位于脊柱的右前方，仰卧姿势会加重压迫，导致血流不畅。

有助于打开骨盆的坐姿摇摆运动

1 取坐姿，最好是坐在软垫或是毯子上，两脚脚心相对，上身挺直，双手交握，握住脚尖。

2 双手双臂保持不动，使整个上半身向右摆动，然后依次按照后、左、前的顺序自然摆动一圈，停下来休息1~2秒，再重复动作。期间两腿可随身体而动。

长大脑、长骨骼，
胎宝宝必需营养素

孕期哪些营养素要加量

营养素	孕 前	孕 期
蛋白质	55克	孕早期55克
		孕中期70克
		孕晚期85克
叶酸	400微克	600微克
维生素A	700微克	孕早期700微克
		孕中晚期770微克
维生素B$_1$	1.2毫克	孕早期1.2毫克
		孕中期1.4毫克
		孕晚期1.5毫克
维生素B$_2$	1.2毫克	孕早期1.2毫克
		孕中期1.4毫克
		孕晚期1.5毫克
钙	800毫克	孕早期800毫克
		孕中晚期1000毫克
铁	15毫克	孕早期20毫克
		孕中期24毫克
		孕晚期29毫克
碘	120微克	230微克
锌	7.5毫克	9.5毫克

蛋白质

宝宝生长发育的基础物质

不同孕期蛋白质的每日需求量

孕1~3月	孕4~7月	孕8~10月
55克	70克	85克

蛋白质在宝宝生长发育中的作用

蛋白质是构成胎宝宝心脏、肌肉、大脑的基本物质，胎宝宝的生长发育离不开蛋白质。胎盘和乳房等组织的增长都需要蛋白质，蛋白质还能促进产后乳汁的分泌。

孕妈妈随着孕期身体的变化、血容量的增加、胎宝宝的生长等，都需要从食物中摄取大量蛋白质。优质蛋白质可以帮助胎宝宝建造胎盘，促进胎宝宝脑部发育，帮助胎宝宝合成内脏、肌肉、皮肤和血液。

孕妈妈缺乏蛋白质有什么危害

孕妈妈如果缺乏蛋白质就无法适应子宫、胎盘、乳房等身体组织的生长，孕晚期如果缺乏蛋白质还会因血浆蛋白降低而引起水肿，甚至造成胎宝宝生长发育迟缓、出生体重过轻等，严重的还会影响宝宝智力。

优质蛋白质和非优质蛋白质的区别

蛋白质有品种差异，不一定蛋白质含量高的食物蛋白质质量就好。蛋白质的质量取决于所含的氨基酸种类是否全面，以及是否容易消化吸收。蛋白质的氨基酸模式接近人体需要、容易消化吸收的，就是优质蛋白质，也称完全蛋白质，与之相对的是非优质蛋白质，即不完全蛋白质。

非优质蛋白质	优质蛋白质	
谷物 大米、小米、薏米、燕麦、荞麦等	**大豆及豆制品** 黄豆、黑豆、青豆、豆腐、豆腐皮等	**鱼、肉类** 瘦畜肉，去皮禽肉，各类鱼、虾
杂豆类 红豆、绿豆、鹰嘴豆等	**蛋类** 鸡蛋、鸭蛋、鹌鹑蛋	**奶及奶制品** 牛奶、奶酪、酸奶

优质蛋白质要占蛋白质总量的一半

对于孕妈妈来说，优质蛋白质的摄入量应该占到蛋白质摄入总量的一半。从动物性食物中摄取蛋白质时，要避免脂肪和胆固醇摄入过多。谷、杂豆、薯类等植物性食物中虽然蛋白质含量不高，却是人们必不可少的主食，是膳食蛋白质的重要来源，在饮食中注意谷豆搭配以实现蛋白质互补，从而提高蛋白质吸收率。

宝石妈经验谈

经常吃豆制品补蛋白质

我原本就喜欢吃豆制品类食物，尤其是怀孕后查出妊娠糖尿病，需要控制肉蛋的量，我就主要通过豆制品来补充蛋白质了，豆腐、腐竹、豆皮都可以做出很多花样，而且不含胆固醇。

常见食物中的优质蛋白质含量（每100克可食用部分）			
黄豆	33.1克	猪里脊	19.6克
鸡胸肉	24.6克	鲫鱼	18.0克

蛋白质不要补过量

蛋白质缺乏会影响胎宝宝的生长发育，但是不能补过量，否则会带来很多问题。蛋白质经由肾脏代谢，摄入过多会加重肾脏负担；肉蛋类虽含有丰富的优质蛋白质，但摄入过多会导致胆固醇、脂肪等过量，容易导致孕妈妈肥胖，甚至妊娠糖尿病、高血压，因此孕妈妈补蛋白质一定不要过量。

食谱推荐

鲫鱼炖豆腐 `蛋白质丰富，易消化`

材料　鲫鱼1条（约200克），豆腐200克。

调料　姜片、葱段、葱花、香菜段各3克，盐4
　　　　克，白酒、料酒各10克。

做法

1 先将鲫鱼除去鳞、内脏，清洗干净，在鱼
身上抹点白酒、盐，腌渍10分钟。

2 将豆腐切成小块，放入烧开的淡盐水
中，烫3分钟后捞出，沥干水分备用。

3 锅置火上，倒入适量油烧热，放入姜片
爆香，放入鲫鱼，将鱼两面煎至微黄，
倒入适量水，放葱段、料酒，大火煮开后改
小火煮20分钟。

4 待到鱼汤呈乳白色时，加盐，放入豆腐块，
再煮5分钟，放葱花、香菜段调味即可。

四喜黄豆 `补充优质蛋白质`

材料　黄豆120克，青豆、胡萝卜、莲子、瘦
　　　　肉各30克。

调料　盐、白糖各3克，料酒、水淀粉各适量。

做法

1 将材料分别洗净，瘦肉切粒，胡萝卜去
皮切粒，黄豆用清水浸泡2小时后煮熟备
用，莲子煮熟。

2 在瘦肉粒中加适量盐、料酒、水淀粉腌
好，倒入油锅中炒熟，再加入黄豆、青
豆、胡萝卜粒和莲子。

3 将熟时，加入盐、白糖调味，再加入水
淀粉勾芡即可。

`功效` 黄豆是最好的植物性优质蛋白质的来
源，加入瘦肉、青豆、胡萝卜，荤素搭配，可
提高蛋白质在人体的吸收利用率。

碳水化合物

最主要的热量来源

不同孕期碳水化合物的每日需求量

孕1~3月	孕4~7月	孕8~10月
130克（EAR）	130克（EAR）	130克（EAR）

碳水化合物在孕期的重要作用

葡萄糖能为大脑提供热量，而碳水化合物则是葡萄糖的主要供应者。碳水化合物应占到每日总热量的50%~65%，是人体最主要、最直接的热量来源，对维持胎宝宝的神经系统发育和心脏发育具有重要作用。所以尽管孕早期胃口不好，也要尽量保证每天摄入足量的主食以及适量的蔬果，可选择自己喜欢的食物和烹调方法。

孕妈妈缺乏碳水化合物有什么危害

孕妈妈需要的热量主要由碳水化合物来供给，当膳食中缺乏碳水化合物的时候，机体就要动用构成身体成分的蛋白质来满足对热量的需求。同时体内贮存的脂肪，以及从食物中摄入的脂肪也会分解供能。这个过程容易产生酮体，导致酮血症和酮尿症。因此孕妈妈要保证每日的碳水化合物摄入。

碳水化合物应该主要由哪些食物供给

全麦及全麦制品、燕麦、大米、面粉、糙米、豆类、薯类、蔬菜、水果等可以作为孕妈妈膳食碳水化合物的主要来源。粗粮保留了更多的膳食纤维、B族维生素和矿物质，进入人体后可以缓慢释放热量，不会导致血糖大幅升高，可预防孕期便秘和妊娠糖尿病、妊娠高脂血症等疾病。

平时在制作米饭或粥的时候，可以加把豆子，比如红豆、绿豆、芸豆、豌豆、蚕豆，还可以加入糙米、大麦、玉米碎、燕麦等，这样一来，热量会比白米饭低许多，还能增加饱腹感。

爱吃面食的孕妈妈，可在精白面粉中加些玉米面、黄豆粉、紫薯粉等。粗粮尽管有很多好处，但是也不要走极端，只吃粗粮放弃细粮也是不行的，粗细结合才是最好的，比如一个星期要大致吃上三四顿粗粮。

远离精炼碳水化合物

精炼碳水化合物就是加工得非常精细的碳水化合物类食物，甚至到了仅仅留住其中的甜味。各种精炼糖，如白糖、红糖、麦芽糖、葡萄糖、糖浆都属于这一类。白面包、白米饭、起酥面包等和精炼糖有相似的效果，会导致血糖突然升高，并转化为脂肪储存在体内。孕妈妈不宜多吃此类食物，但在饥饿状态或者低血糖状态时可以进食此类食物，以迅速补充血糖。

孕妈妈可以适当多吃薯类

薯类包括土豆、红薯、山药、芋头等，虽然淀粉含量比普通蔬菜高了一些，却是低脂肪、高膳食纤维食物，饱腹感特别强，可以润肠通便。用薯类替代一部分白米白面，能增加钾、维生素 B_1 和维生素 C 的摄入量，减少热量的摄入，防止体重增加太多，对于控制血压有极大好处。

此外，薯类还普遍含有抗氧化的多酚类成分，比如紫薯含花青素。而山药和红薯等膳食纤维含量高，可预防便秘、肠癌。薯类也可以代替部分精白米面当主食食用，但是最好不加油、盐、糖，不油炸，宜采用蒸、煮、烤等方式，比如烤红薯、蒸土豆等。

食谱推荐

荷香小米蒸红薯 润肠通便

材料 小米80克，红薯250克，荷叶1张。

做法

1 红薯去皮，洗净，切条；小米洗净，浸泡30分钟；荷叶洗净，铺在蒸屉上。

2 将红薯条在小米中滚一下，裹满小米，排入蒸笼中，蒸笼上汽后，蒸30分钟即可。

功效 小米可为人体供给热量；红薯可帮助孕妈妈润肠通便、平稳血压，还能促进胎宝宝神经系统发育。二者搭配，能为孕妈妈提供热量，维持肠道、心血管健康。

紫米面馒头 益气补血

材料 面粉200克，紫米面100克，酵母粉3克。

做法

1 酵母粉用适量水化开，放入装有面粉、紫米面的盆中搅匀，再加入适量水搅匀，揉成面团，放入温暖处发酵至原体积2倍大。

2 再用力揉10分钟左右至面团光滑，擀成长方形，由上向下卷成圆柱形，用刀切成若干均匀的剂子，揉成圆形生坯。

3 将生坯放入铺好湿布的蒸屉上醒发20分钟，大火烧开后转中火蒸15分钟，关火闷2分钟即可。

功效 紫米被称为补血米，面粉加入紫米面一起做成馒头食用，可以很好地为孕妈妈益气补血。

脂肪

促进胎宝宝大脑和神经发育

不同孕期脂肪的每日需求量

孕1~3月	孕4~7月	孕8~10月
α-亚麻酸4%总热量	α-亚麻酸4%总热量	α-亚麻酸4%总热量
亚油酸0.6%总热量	亚油酸0.6%总热量	亚油酸0.6%总热量

注：此为脂肪占总热量的百分比

脂肪在孕期的重要作用

脂肪中的必需脂肪酸是构成胎宝宝神经细胞和神经髓鞘的重要物质，对于大脑发育和神经系统的完善至关重要，还能促进视网膜的发育。脂肪还能促进维生素 A 等脂溶性维生素的吸收。脂肪按脂肪酸的组成分为饱和脂肪酸、不饱和脂肪酸，不饱和脂肪酸中的亚油酸和 α-亚麻酸又是人体必需脂肪酸，只能从食物中获取。

孕妈妈缺乏脂肪的危害

孕妈妈体内如果缺乏脂肪，会直接影响胎宝宝的智力发育及视觉发育，对其记忆力、专注力、判断力等能力的发展也有影响。

但是孕妈妈不宜摄入太多脂肪，否则容易导致孕期肥胖、妊娠高血压、妊娠糖尿病等，还容易导致巨大儿，增加分娩难度。

哪些是好脂肪，哪些是坏脂肪

"好脂肪"是指富含不饱和脂肪酸（包括单不饱和脂肪酸和多不饱和脂肪酸）的脂肪，有助于调节血脂，比如鱼肉、去皮禽肉等。

"坏脂肪"是指饱和脂肪酸多的脂肪，主要存在于畜肉类脂肪中，特别是牛羊脂肪中，过多摄入容易导致动脉硬化等心血管疾病及癌症、肥胖等。

坏脂肪食物		
饱和脂肪酸和反式脂肪酸为主 畜类脂肪：猪肉、牛肉、羊肉等（此处主要指肥肉以及肥瘦相间的畜肉） 甜点：蛋糕、曲奇饼干等 油脂类：黄油、猪油等	要少吃甚至不吃	① 食用油以植物油代替黄油、猪油等。 ② 肉类多用白肉替换红肉。 ③ 乳制品多用低脂奶代替全脂奶。 ④ 零食多用天然食物代替加工食品。
好脂肪食物		
不饱和脂肪酸为主 禽类：鸭、鹅肉等 鱼类：带鱼、鲫鱼、草鱼、三文鱼等 植物油：橄榄油、亚麻子油等	用这些食物来提供每天所需的脂肪量	

天然 DHA 堪称胎宝宝的"脑黄金"

DHA 是多不饱和脂肪酸，是构成胎宝宝大脑皮层神经膜的重要物质，能维护大脑细胞膜的完整性，从孕期 18 周开始直到产后 3 个月，是胎宝宝大脑中枢神经元分裂和成熟最快的时期，持续补充高水平的 DHA，有利于宝宝的大脑发育。

DHA的三大来源		
鱼类 DHA 含量高的鱼类一般是深海鱼类，如沙丁鱼、金枪鱼、秋刀鱼等	**干果类** 如核桃、杏仁、花生、芝麻等，这些食物中含有 α - 亚麻酸，它可在人体内转化成 DHA，孕妈妈可以多摄取这些食物	**烹调油** 有些植物油含有较高的 α - 亚麻酸，α - 亚麻酸在体内可以转化为 DHA，所以也是人体 DHA 的一个来源。富含 α - 亚麻酸的植物油有亚麻子油、核桃油、紫苏子油等

食谱推荐

清蒸鲈鱼 补脑效果好

材料 鲈鱼1条（750克），红椒50克。

调料 姜片、姜丝各15克，橄榄油、葱段各5克，葱丝4克，料酒、生抽各10克，盐少许。

做法

1 鲈鱼去内脏、鱼鳃、鱼鳞，清洗干净，两面划上十字花刀；红椒洗净切丝。

2 在鱼身两面抹上少量料酒和盐，腌20分钟，盘中铺上葱段和姜片，放入鲈鱼，入开水锅中大火蒸8分钟，关火后虚蒸5分钟，出锅，倒出盘子里的汤汁（留用）。

3 炒锅置火上倒入橄榄油烧热，倒入姜丝、红椒丝、葱丝爆香，淋入蒸鱼汤汁、生抽小火烧开，淋在鱼身上即可。

香菇滑鸡粥 缓解疲劳

材料 大米、鸡胸肉各100克，鲜香菇80克，生菜20克，蛋清1个。

调料 盐、香油、淀粉、料酒各适量。

做法

1 大米洗净；香菇洗净，切片；鸡胸肉洗净，切丝，加蛋清、淀粉、料酒抓匀，腌渍5分钟；生菜洗净，切丝。

2 大米放入高压锅中，加水大火烧开，转小火煮20分钟，然后将香菇、鸡胸肉放入锅内，再煮3分钟，最后放入生菜关火，加盐、香油调匀即可。

功效 这款粥加入鸡肉制作而成，鸡肉富含蛋白质，可为胎宝宝大脑和神经发育提供营养，还可缓解孕妈妈的身体疲劳、提高免疫力，适合常感到疲惫的孕妈妈经常食用。

钙 构建胎宝宝的骨骼和牙齿

不同孕期钙的每日需求量

孕1~3月	孕4~7月	孕8~10月
800毫克	1000毫克	1000毫克

钙在孕期的重要作用

钙是牙齿和骨骼的主要成分，到出生时，胎宝宝的全部乳牙在牙床内形成，第一恒牙也已钙化，胎儿时期钙的摄入量与牙齿发育好坏有关。

孕妈妈缺钙的危害

如果孕妈妈钙储存不足，胎宝宝会从母体争夺大量的钙来满足自身的需要，会影响母体的骨密度，导致母体骨质软化症。孕妈妈缺钙严重，胎宝宝也可能出现先天性佝偻病或缺钙抽搐。

哪些症状表明孕妈妈缺钙了

牙齿松动

钙是构成骨骼和牙齿的主要元素，缺钙造成牙齿珐琅质发育异常、抗龋能力降低、硬组织结构疏松，如果孕妈妈感觉牙齿松动，可能是缺钙了。

关节、骨盆疼痛

孕期为保证血液中的钙浓度维持在正常范围内，在激素的作用下，孕妈妈骨骼中的钙会大量释放出来，从而引起关节、骨盆疼痛等。

小腿抽筋

这是缺钙的重要信号，很多孕妈妈会在孕中期出现小腿抽筋。但小腿抽筋不一定都是缺钙引起的，坐姿、睡姿不正确，过度疲劳都可能引起小腿抽筋。

孕妈妈怎么补钙

孕妈妈从食物中补钙以奶及奶制品为最好，不仅含钙量高，而且吸收率是最好的。因此，孕中期和晚期每天都要喝300~500毫升牛奶，或与之相当的其他奶制品。同时要增加高钙食物，如大豆及其制品的摄入。

此外，海带、坚果、芝麻酱、紫菜、某些绿叶菜中含钙也较多，都是孕期膳食补钙的好来源。

补钙的同时一定要多补维生素 D

维生素 D 是一种脂溶性维生素。维生素 D 可以全面调节钙代谢，增加钙在小肠的吸收，维持血中钙和磷的正常浓度，促使骨和软骨正常钙化。

天然食物中维生素 D 主要来源于动物性食物，如深海鱼、鱼肝油等。另外一个维生素 D 的主要来源是晒太阳，孕妈妈每天最好能做到保持至少 2 小时的户外活动时间，并选择太阳光较好的时段，可以获得天然的维生素 D。

什么情况需要补钙片

孕早期时，钙每天需要800毫克，一般从食物中摄取可以满足所需量，但是孕中期起每日摄入钙要达到1000毫克，这个阶段是胎宝宝骨骼形成的关键时期，如果孕妈妈每天摄入不到300毫升牛奶和200克豆腐（或当量的豆制品），膳食钙的摄入量就很难达到推荐值了，应该在饮食补充的同时，每天补充 1 片钙片。

对于不喝奶、不吃蛋、不喜欢坚果、连豆腐也很少吃的人，更要在医生的嘱咐下增加钙片的剂量，以免出现腿抽筋，加重或引起孕期高血压和子痫。

常见食物中的钙含量（每100克可食用部分）	
芝麻酱	612毫克
奶酪	445毫克
河虾	325毫克
海带（泡发）	241毫克
杏仁	174毫克
酸奶	160毫克
黄豆	123毫克
（南）豆腐	113毫克
小白菜	117毫克
牛奶	85毫克

李大夫特别叮嘱

乳糖不耐受的孕妈妈怎么办

首先在喝牛奶的时候可以采取少量多次的原则，让肠道逐渐习惯，尽量克服乳糖不耐受。并且一定不要空腹喝牛奶，可以先吃一些面包、馒头等主食以降低不适感。其次，可以用酸奶代替牛奶，因为酸奶是经过发酵的奶，在发酵过程中大部分乳糖已经被分解为乳酸，所以乳糖不耐受的人适合饮用。还可以选择乳糖含量极低的低乳糖牛奶，比如舒化奶。

食谱推荐

红豆双皮奶 促进钙吸收

材料 牛奶1袋（240克），熟红豆20克，蛋清2个。

调料 白糖20克。

做法

1 蛋清中加入白糖搅拌均匀。

2 牛奶用中火煮开，倒入碗中，放凉后表面会结成一层奶皮，将牛奶倒进蛋清中，碗底留下奶皮。

3 把蛋清牛奶混合物沿碗边缓缓倒进留有奶皮的碗中，奶皮会自动浮起来，蒙上保鲜膜，隔水蒸15分钟，关火闷5分钟，冷却后加上熟红豆即可。

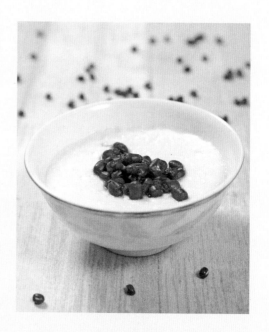

排骨豆腐虾皮汤 补充钙质

材料 排骨250克，豆腐300克，虾皮5克，洋葱50克。

调料 姜片、料酒、盐各适量。

做法

1 排骨洗净，斩段，用沸水焯烫，撇出浮沫，捞出沥干水分；豆腐切块；洋葱去老皮，洗净，切片；虾皮泡洗干净。

2 将排骨段、姜片、料酒放入砂锅内，加入适量水，大火煮沸，转小火继续炖煮至七成熟，加豆腐块、洋葱片，继续小火炖煮至熟，撒入虾皮，加盐调味即可。

功效 排骨、虾皮和豆腐都是富含蛋白质、钙的食物，这道菜营养丰富，可有效补充多种营养素，防治骨质疏松。

铁　促进造血

不同孕期铁的每日需求量

孕1~3月	孕4~7月	孕8~10月
20毫克	24毫克	29毫克

铁在孕期的重要作用

铁能够参与血红蛋白的形成，促进造血，还参与氧的运输和热量代谢。孕妈妈整个孕期对铁的需求量都比较多，如果铁的摄入量不足，孕妈妈可能会发生缺铁性贫血。胎宝宝的发育也会受到影响，不仅会影响其智力发育，还容易发生早产和胎儿低出生体重等。

缺铁的孕妈妈会感到疲惫、虚弱和眩晕

孕妈妈如果贫血严重，就会导致心跳加快、疲乏无力、食欲减退、情绪低落等症状，还会加重妊高征的发病率，导致机体抗病能力下降，以及分娩时宫缩不良、产后出血、失血性休克等症。

血常规告诉你是否贫血

怀孕期间的女性血容量能增加 1300 毫升左右，但增加的主要是血浆，血液由血浆和血细胞组成，如果红细胞无法增加就会导致生理性贫血。贫血是孕期最常见的问题，孕妈妈可以通过血常规化验单和铁营养状态的检查来知悉自己是否贫血或缺铁。孕妈妈血清铁蛋白及血红蛋白检查是最敏感的指标。

哪些食物是补铁大户，哪些食物中的铁吸收率差

动物肝脏、动物血、各种禽畜肉、鱼类等是铁的最佳来源，不仅含量比较高，重点是这些食物所含的铁为血红素铁，在人体的吸收利用率高于其他食物。

植物性食物，比如豆类、蔬菜和谷物中的铁，属于非血红素铁，在人体的吸收率比较差，加上植物性食物中的植酸、草酸等也会影响铁的吸收，因此补铁效果不是很理想。但一些含铁量比较高的植物性食物可以作为补铁的次要选择，如黄豆、小米、红枣、桑葚、豌豆苗、黑芝麻、木耳等。

富含维生素 C 的食物可促进铁吸收

维生素 C 可以帮助铁质的吸收，帮助制造血红蛋白，改善孕妈妈贫血症状。维生素 C 多存在于蔬果中，如橙子、猕猴桃、樱桃、柠檬、西蓝花等均含有丰富的维生素 C。孕妈妈可以在进食高铁食物时搭配吃些富含维生素 C 的蔬果，或喝一些这些蔬果打制的蔬果汁，都是增进铁质吸收的好方法。咖啡和茶中含有酚类化合物，会影响铁的吸收，孕妈妈要避免。

什么情况需服用铁剂

对某些孕妈妈来说，孕期仅从饮食中摄取铁，有时还不能满足身体的需要。对于一些饮食中铁摄取不足，或者出现明显缺铁性贫血的孕妇，应在医生的指导下选择摄入胃肠容易接受和吸收的铁剂。

晨宝朵妈经验谈

服用铁剂要注意什么

我在孕期也存在贫血的情况，当时按照医生的意见服用铁剂，但是需要注意一些细节：

1. 避免铁对胃肠道的刺激作用，最好在两餐之间服用。
2. 用水送服，吃完铁剂后可吃些富含维生素 C 的水果，如橙子、草莓、苹果等。
3. 钙会干扰铁的吸收，含钙高的食物如奶及奶制品等会降低铁的吸收率，因此这类食物不要和铁剂同时吃，要间隔 1~2 小时。

食谱推荐

韭菜烧猪血 补铁、通便

材料 猪血200克，韭菜50克。

调料 葱花、盐各适量。

做法

1 猪血洗净，切块；韭菜择洗干净，切寸段。

2 油锅烧热，撒入葱花炒出香味，倒入猪血块翻炒均匀，加少许清水大火烧沸，转小火烧8分钟，放入韭菜段炒熟，用盐调味即可。

功效 猪血富含铁，在人体的吸收率很高；韭菜富含膳食纤维、β-胡萝卜素等物质，可以通便、防便秘。

茶树菇蒸牛肉 补铁又补虚

材料 牛肉 200克，茶树菇 150克。

调料 姜末、盐、料酒各5克，蒜蓉、蚝油、水淀粉各10克。

做法

1 牛肉洗净、切薄片，加料酒、姜末、蚝油、水淀粉腌制 10分钟。

2 茶树菇去蒂，泡洗干净，放入盘中，撒上少许盐。

3 把腌好的牛肉片放在茶树菇上，上面再铺一层蒜蓉，入锅蒸15分钟即可。

功效 茶树菇富含人体必需氨基酸，能促进代谢、增强免疫力；牛肉富含铁和优质蛋白质，可以补血、补虚、增强体力。

碘 合成甲状腺素的物质

不同孕期碘的每日需求量

孕1~3月	孕4~7月	孕8~10月
230微克	230微克	230微克

碘在孕期的重要作用

碘是人体甲状腺素的组成成分，是维持人体正常发育不可缺少的元素，对胎儿、新生儿、儿童和成人都可能产生影响。胎儿期如果缺碘，会导致大脑皮质发育不全，还可能引起克汀病。孕妈妈如果缺碘，可能引起胎儿大脑发育迟缓，甚至可能流产。

碘缺了不行，补多了也不行

适宜的碘摄入量对孕妈妈维持自身及胎儿体内碘平衡有着决定性作用。但过量摄入碘，对孕妈妈及胎儿也会存在一定的危害，有可能会导致高碘性甲状腺疾病，继而导致甲状腺功能减退。孕妈妈患甲减时，容易导致流产、早产、先天畸形、胎儿智力发育障碍等不良后果；对于胎宝宝，如果孕期碘摄入过量，碘经胎盘进入，极易使胎儿产生碘诱发性甲状腺功能低下或甲状腺肿。

可乐妈经验谈

我怀孕4个月时，有一次尿碘80，偏低，医生让我多补碘，我就在烹调使用加碘盐的同时，每周吃2次海产品，比如紫菜、海带、牡蛎等，复查的时候尿碘就正常了。一次尿碘低不要过于担心，可能只是近期饮食有偏差，调理一下及时复查，如果排除饮食因素，医生也会根据你的情况做进一步的检查并指导用药的。

怎样获取足够的碘

人类所需的碘，七八成来自于食物，其次为饮水和食盐。海洋生物的含碘量很高，如海带、紫菜、鲜海鱼、干贝、海参、海蜇等。陆地动物性食物高于植物性食物，蛋、奶含碘量相对较高，其次为肉类，植物性食物含碘最低。

常见食物中的碘含量（每 100 克可食用部分）			
紫菜	4323.0微克	豆腐干	46.2微克
鲜海带	113.9微克	开心果	37.9微克
虾皮	264.5微克	鸡肉	12.4微克
海米	82.5微克	牛瘦肉	10.4微克

食用碘盐要注意什么

每克碘盐含碘20~30微克，所以我们可通过食用碘盐这一简单、安全、有效和经济的补碘措施，来预防碘缺乏。

碘盐是用碘酸钾按一定比例与普通食盐混匀。由于碘是一种比较活泼、易挥发的元素，含碘食盐在贮存期间可损失 20%～25%，加上烹调方法不当又会损失 15%～50%，所以需要正确使用碘盐。

1 不能放在温度较高、阳光直射的地方。

2 贮存容器要加盖并盖严。

3 快取快盖，不要让盐长时间曝露在空气中。

4 应在菜即将出锅时加盐，防止高温挥发减少含碘量，降低效果。

李大夫特别叮嘱

甲减是否都需要补碘

碘缺乏会引起甲状腺功能减退，但并不是所有的甲状腺功能减退都是由缺碘引起的。引起甲减的原因大概有以下几个方面：

1. 饮食中碘不足导致合成甲状腺素的原料缺乏，引起甲状腺功能减退。

2. 自身免疫问题造成甲状腺腺体的损害，从而导致甲减。

3. 甲亢手术或放射性核素治疗后引起的甲减。

4. 垂体或下丘脑病变引起甲状腺激素合成分泌障碍而导致的甲减。

如果孕妈妈出现甲减，应先确定甲减发生的原因，对症治疗。如果检查显示甲减是由碘摄入不足引起的，可以通过增加食物中碘的摄入量来治疗。比如使用孕妇碘盐，多摄入海带、紫菜等含碘高的食物，并定期进行甲状腺功能和尿碘水平的检测。

食谱推荐

海带肉卷 补碘、排毒

材料　泡发海带100克，肉馅100克，豆腐、鲜香菇各50克。

调料　盐3克，酱油、水淀粉、淀粉各10克，葱末、姜末、香油、香菜梗各2克。

做法

1 泡发海带洗净，切大片；鲜香菇洗净，切粒；豆腐碾碎，加肉馅、葱末、姜末、香菇粒，放酱油、盐、水淀粉、香油调味；香菜梗稍烫。

2 将海带铺平，撒淀粉，酿上肉馅卷成卷，扎上烫好的香菜梗，上笼蒸熟，将原汁勾芡浇在上面即可。

功效 海带富含碘、可溶性膳食纤维，不仅能为孕妈妈补充碘，还能降低胆固醇。

紫菜虾皮蛋花汤 补碘、补钙

材料　紫菜5克，虾皮10克，黄瓜50克，鸡蛋1个。

调料　盐2克，葱花、香油各适量。

做法

1 紫菜洗净，撕碎，与虾皮放碗中；鸡蛋磕开，搅匀；黄瓜洗净，切片。

2 锅置火上，放油烧热，加入葱花炝香，放适量水烧开，淋入鸡蛋液。

3 待蛋花浮起时，放黄瓜片，加盐、香油，把汤倒入紫菜碗中即可。

功效 紫菜富含碘，被人体吸收后可合成甲状腺素，有助于促进胎儿甲状腺的生长发育。

锌 促进生长、预防畸形

不同孕期锌的每日需求量

孕1~3月	孕4~7月	孕8~10月
9.5毫克	9.5毫克	9.5毫克

锌在孕期的重要作用

　　锌是生长发育的必需物质，常被誉为"生命的火花"，人体的生长发育都离不开它。锌可以促进胎宝宝神经系统的健康，预防先天畸形，锌对于骨骼和牙齿的形成、头发的生长都是有帮助的。

孕妈妈缺锌的危害

　　孕妈妈缺锌会导致妊娠反应加重，出现嗜酸、呕吐加重；也会导致宫内胎宝宝发育迟缓，出现早产儿、低体重儿；还有可能导致产程延长、流产；严重的还会增加胎宝宝畸形率，出现脑部中枢神经系统畸形、肝脾肿大等情况。

孕妈妈如果出现皮肤伤口愈合不良、味觉障碍、免疫功能减退等情况，很可能是缺锌了。

哪些食物富含锌

对于大多数孕妈妈来说，通过饮食补锌即可，经常吃些牡蛎、动物肝脏、牛瘦肉、蛋、鱼及粗粮等含锌丰富的食物，以及核桃、瓜子等含锌较多的坚果类零食，都能起到较好的补锌作用。

但一般来说，动物性食物中锌的吸收率高，植物性食物中由于植酸、鞣酸和膳食纤维等因素的影响，锌的吸收率较低。

常见食物中的锌含量（每100克可食用部分）			
扇贝	11.69 毫克	猪肝	5.78 毫克
牡蛎	9.39 毫克	牛肉	4.73 毫克
酱牛肉	7.12 毫克	腰果	4.30 毫克
奶酪	6.97 毫克	豆腐皮	3.81 毫克
炒葵花子	5.91 毫克	黄豆	3.34 毫克

精细的谷物加工会导致锌的大量流失，比如小麦加工成精白面粉后会损失80%的锌，因此缺锌的孕妈妈要增加粗粮的摄入。

李大夫特别叮嘱

育儿过程中也要防止孩子缺锌

孕妈妈将来在养育孩子的过程中要注意，小孩子偏食厌食要排查是否缺锌，锌是婴幼儿生长发育过程中必不可少的物质，缺锌可引起食欲减退、免疫功能降低，严重缺锌可影响智力发育，导致性成熟延迟等问题。

食谱推荐

腰果鲜贝 营养均衡、全面

材料 鲜贝250克，熟腰果50克，黄瓜、胡萝卜各100克。

调料 姜片、料酒各5克，盐3克，水淀粉15克。

做法

1 鲜贝洗净，放入沸水中烫一下，捞出沥干；黄瓜洗净，切成丁；胡萝卜洗净，去皮，切成丁。

2 锅置火上，放油烧热，爆香姜片，放入鲜贝和料酒翻炒均匀。

3 再放入腰果、黄瓜丁和胡萝卜丁，加盐调味，最后用水淀粉勾芡即可出锅。

功效 鲜贝富含锌、硒、钙等矿物质和优质蛋白质，腰果富含维生素E，胡萝卜富含胡萝卜素等，能提供丰富而全面的营养。

核桃花生粥 促进脑部发育

材料 核桃仁30克，花生米30克，小米40克。

做法

1 核桃仁稍微掰碎；小米洗净；花生米泡2小时。

2 将小米放入锅中，加足量水，大火煮15分钟，加入核桃仁、花生米，大火烧开，转用小火慢慢熬至浓稠即可。

功效 核桃所含的锌和锰是脑垂体的重要成分；花生中的谷氨酸和烟酸可促使细胞发育、增强大脑记忆力。两者搭配食用，健脑益智效果好。

维生素A

促进胎宝宝视力发育

不同孕期维生素 A 的每日需求量

孕1~3月	孕4~7月	孕8~10月
700毫克	770毫克	770毫克

维生素 A 在孕期的重要作用

维生素 A 可以促进胎宝宝视力的发育，保证视紫红质的合成。视紫红质是人体对弱光产生敏感的物质，能刺激视神经形成视觉。缺乏维生素 A 会导致夜盲症。

维生素 A 还能维持胎宝宝骨骼的正常发育、生长，以及生殖功能的发育，能促进蛋白质的生物合成和骨骼分化。孕妈妈如果缺乏这种物质，将直接影响胎宝宝的发育和生殖功能的完善。

孕妈妈缺维生素 A 的危害

孕妈妈缺乏维生素 A 时，自身表现为皮肤、黏膜干燥，抵抗力下降，暗视力障碍。而胎宝宝皮肤系统、骨骼系统、生殖系统、免疫系统的生长发育也会受到影响。

但也不能过量摄入，长期过量摄入维生素 A 会引起维生素 A 中毒，对胎宝宝有致畸作用。

维生素 A 的两个补充方案

维生素 A 只存在于动物性食物中，而在绿色、黄色、红色的植物性食物中含有的 β - 胡萝卜素等类胡萝卜素可在体内转变成维生素 A，称为维生素 A 原，这也是获取维生素 A 的一个主要途径。

方案一：食用动物性食物

维生素 A 的最佳来源是动物肝脏、猪肉、牛肉、羊肉、鸡蛋黄等。但是因为动物性食物中的胆固醇和脂肪含量相对较高，不宜多吃，可以配合方案二进行补充。

常见动物性食物中的维生素 A 含量（每 100 克可食用部分）	
羊肝	20972 微克
鸡肝	10414 微克
猪肝	4972 微克
鸡蛋	310 微克
猪瘦肉	44 微克

方案二：食用富含胡萝卜素的食物

维生素 A 原的良好来源是富含 β - 胡萝卜素的黄绿色蔬菜和水果，如西蓝花、胡萝卜、红薯、茴香、荠菜、芒果等。β - 胡萝卜素除了可以转化成维生素 A 以外，还有抗氧化、抗癌的作用，可帮助降低胆固醇含量、减少心脏病的发生。蔬菜需要做熟吃，或和其他含有油脂的食物一起吃，才可以更好地吸收胡萝卜素。

常见植物性食物中的胡萝卜素含量（每 100 克可食用部分）	
胡萝卜	4107 微克
豌豆苗	2667 微克
茴香	2410 微克
小白菜	1853 微克
韭菜	1410微克

获取维生素 A 的宜忌搭配

胡萝卜 ➕ 植物油/肉类
维生素A属于脂溶性维生素，与富含脂肪的食物一起吃，能促进维生素 A 的吸收。

西蓝花 ➕ 橄榄油
西蓝花富含胡萝卜素，橄榄油富含脂肪、维生素 E，能促进维生素 A 的吸收。

胡萝卜 ➕ 扇贝
扇贝富含锌，可以促进胡萝卜中的胡萝卜素更好地被吸收。

李大夫特别叮嘱

避免胡萝卜素血症

胡萝卜素血症是富含胡萝卜素的食物摄入过多而引起的。胡萝卜素摄入过多一般不会导致维生素 A 过多症，但可使血中胡萝卜素水平增高，导致黄色素沉积在皮肤和皮下组织而出现黄染，停止摄入后 2~6 周可自动缓解，但孕妈妈要避免此类情况的发生。

食谱推荐

南瓜沙拉 促进胎儿视力发育

材料 南瓜300克，胡萝卜50克，豌豆30克。

调料 沙拉酱20克，盐3克。

做法

1 南瓜去皮洗净，切成丁；胡萝卜洗净削皮，切成丁。

2 锅置火上，加清水烧沸，将南瓜丁、胡萝卜丁和豌豆下沸水煮熟后捞出，凉凉。

3 将南瓜丁、胡萝卜丁、豌豆盛入碗中，加入沙拉酱、盐拌匀即可。

功效 南瓜含有丰富的钙、磷等，南瓜和胡萝卜中的胡萝卜素含量都很高，十分有利于胎儿的视力发育。

胡萝卜炒猪肝 补铁和维生素A

材料 猪肝250克，胡萝卜150克。

调料 葱花、姜末、蒜末各5克，盐3克。

做法

1 猪肝、胡萝卜分别洗净，切片。

2 锅置火上，倒油烧至六成热，爆香姜末、蒜末，放入胡萝卜片煸炒，将熟时下猪肝片，翻炒片刻后加盐调味，撒入葱花即可。

功效 胡萝卜中富含胡萝卜素，猪肝富含维生素A和铁，二者一起食用，不仅能为孕妈妈补充铁、防治贫血，还能促进胎儿的视力发育。

叶酸 预防胎宝宝神经管畸形

不同孕期叶酸的每日需求量

孕前3个月	孕期
400微克	600微克

叶酸在孕期的重要作用

叶酸是一种水溶性维生素，对于细胞分裂和组织生长具有重要作用，是胎宝宝大脑发育的关键营养素。孕前3~6个月以及孕期补叶酸，可最大限度预防胎儿神经管畸形。母体叶酸缺乏会造成胎儿神经管闭合不正常，造成无脑儿、智力低下、脊柱裂等出生缺陷。

孕妈妈缺乏叶酸的危害

叶酸补充不足或者缺乏，可使孕妈妈血中高半胱氨酸水平升高，引发动脉硬化，进而诱发冠心病、巨幼红细胞性贫血以及其他妊娠并发症。孕早期缺乏叶酸，胎宝宝致畸的概率增大，可能会导致胎宝宝神经管发育缺陷，增加裂脑儿、无脑儿的发生率。

有些人从食物中获取的叶酸可能不足

《中国居民膳食营养素参考摄入量（2013）》建议，女性孕期叶酸的最佳摄入量为每天600微克。

很多食物中都含有天然叶酸，但叶酸具有不稳定性，遇光、遇热容易损失，烹调加工过的食物中叶酸所剩并不多。另外，蔬菜储存2~3天后叶酸可损失一半。所以仅靠食补，不一定能达到所需的量。

可乐妈经验谈

哺乳期也需要补叶酸

孕妈妈们不只在孕期需要注意补充叶酸，哺乳期每天也要达到550微克才能满足需要。乳汁中的叶酸含量不足，会影响宝宝的大脑发育。食补很难满足这个量，我当时就服用了叶酸补充剂，一直持续到哺乳期结束。

四大类高叶酸食物

水果，尤其是柑橘类水果：
橘子、橙子、柠檬、葡萄柚等

蔬菜，尤其是深色蔬菜：
菠菜、西蓝花、莴笋、油菜、四季豆等

豆类、坚果类：
黄豆及豆制品、花生（花生酱）、
葵花子等

动物肝脏：
猪肝、鸡肝

每天需要补充 400 微克叶酸制剂

任何营养的补充都是以食物为前提的，在补叶酸片的同时也要注意食补。补充叶酸的制剂有单纯的叶酸片，也有含叶酸的复合多维片，复合多维片一般包含孕期多种维生素及矿物质的补充。因为维生素之间和矿物质之间可以协同作用，所以选择多维片相比单纯的叶酸片会有更多的健康益处。

 李大夫特别叮嘱

孕育过神经管畸形儿的孕妈妈要增加叶酸量

一般孕妈妈在正常饮食的前提下，每天服用 400 微克的叶酸片就可以了，但是有不良妊娠史、曾经生育过畸形胎儿以及 MTFHR（亚甲基四氢叶酸还原酶）缺陷的孕妈妈，需要适当加量。一定要特别对产检医生说明情况，并按照要求剂量服用，该补的时候补，该停的时候停，并定期复查。

食谱推荐

香菇炒油菜 补充叶酸

材料 油菜200克，水发香菇80克。

调料 葱末、姜末、酱油、料酒各5克，盐3克，白糖少许。

做法

1 油菜择洗干净，切段；香菇洗净，去蒂，切块。

2 锅内倒油烧热，爆香葱末、姜末，加香菇块翻炒，倒酱油、料酒、白糖炒香，放入油菜段炒熟，加盐调味即可。

功效 孕妈妈常吃油菜，可以补充维生素C、叶酸，增强免疫力。

菠菜拌绿豆芽 防便秘、补叶酸

材料 菠菜200克，绿豆芽100克。

调料 白糖、醋、香油各5克，盐2克。

做法

1 菠菜择洗干净，放入沸水中焯透，捞出切段；绿豆芽掐头、根，烫熟。

2 将菠菜、绿豆芽盛入碗中，加入盐、醋、香油、白糖，拌匀即可。

功效 菠菜富含膳食纤维、叶酸，绿豆芽富含维生素C、膳食纤维、B族维生素等。本品可以预防便秘，还能为孕妈妈补充叶酸和维生素C。

维生素 B₁

维持神经系统正常功能

不同孕期维生素 B₁ 的每日需求量

孕1~3月	孕4~7月	孕8~10月
1.2毫克	1.4毫克	1.5毫克

维生素 B₁ 在孕期的重要作用

维生素 B₁ 也称硫胺素或抗神经炎维生素，不但可维持神经系统的正常功能，还参与糖代谢，对维持胃肠道的正常蠕动、消化腺的分泌、心脏及肌肉等的正常功能起重要作用。胎宝宝需要维生素 B₁ 来帮助生长发育，维持正常的代谢。孕妈妈补充足够的维生素 B₁，还能减少分娩痛。

孕妈妈缺维生素 B₁ 的危害

孕妈妈缺少维生素 B₁ 时，神经组织中的糖代谢受到阻碍，从而引起多发性神经炎和脚气病，轻则食欲差、乏力、膝反射消失；重则会出现抽筋、昏迷、心力衰竭等症状。还可能影响胎儿的热量代谢，严重的可使婴儿发生先天性脚气病。

 李大夫特别叮嘱

孕晚期更要注意补充维生素 B₁

在孕期的最后一个月里，要全面摄入各类维生素和铁、钙等物质，尤其是维生素 B₁，孕妈妈体内一旦缺乏，容易使产程延长，造成分娩困难。而且要注意提前补充，持续摄取，一旦此阶段膳食中缺乏维生素 B₁，1~2 周后就会有明显表现。

维生素 B₁ 的最佳食物来源有哪些

维生素B₁的食物来源主要为粗粮谷类，但粮谷类加工程度越高，维生素B₁的含量就越少；瘦肉和动物内脏中含量也较丰富；豆类、坚果种子类和蛋类也是维生素B₁的良好来源。

常见食物中的维生素B₁含量（每100克可食用部分）			
葵花子	0.94毫克	猪肝	0.22毫克
猪肉	0.45 毫克	豆腐皮	0.22毫克
小米	0.32毫克	榛子仁	0.19毫克
荞麦面	0.26毫克	羊肉	0.12毫克
花生	0.25毫克	黄豆	0.11毫克

怎样提高维生素 B₁ 的摄取量

1 维生素B₁在酸性环境中稳定，而在高温碱性溶液中非常容易被破坏，所以熬粥时不要放碱面，发面不宜加碱，应使用鲜酵母发面，以免破坏维生素B₁。

2 维生素B₁是水溶性维生素，煮面条时，大约有50%的维生素B₁会流失到面汤中，所以，如果吃面条，要喝些汤，充分摄取面汤中的营养素。

3 由于高温油炸和加碱会破坏面团中的维生素B₁，因此，不宜吃油条、油饼这些油炸食品。

4 炒蔬菜时用大火爆炒，可以防止水溶性维生素流失过多。

晨宝朵妈 经验谈

孕期睡眠质量不好的时候要补维生素B₁

我在孕期曾经有段时间睡眠特别差，入睡难、总爱做梦，咨询了医生后，医生建议在补充多维维生素的基础上，食补一些小米粥，因为小米粥也能提供维生素B₁，可以帮助改善精神状况，消除疲劳，有助睡眠，确实效果不错。

食谱推荐

南瓜小米粥 增强食欲、促眠

材料 南瓜200克，小米60克。

做法

1 小米洗净；南瓜去皮、瓤和子，洗净，切小块。

2 锅置火上，倒入适量水煮沸，放入小米和南瓜块，大火煮沸后转小火煮至黏稠即可。

功效 小米富含维生素B_1、维生素B_2等，可健脾胃、促眠；南瓜富含膳食纤维，能促进食物的消化。两者搭配食用，有利于增强食欲、安神促眠。

香菇肉丝盖浇饭 补充热量

材料 米饭200克，猪里脊肉100克，鲜香菇50克。

调料 葱花、姜末各5克，料酒、酱油各10克，盐2克。

做法

1 将香菇洗净，去蒂，切成细丝；里脊肉洗净，切成细丝。

2 锅置火上，倒油烧热，放入葱花、姜末，炒出香味后放入香菇丝和里脊丝，迅速炒散，见肉色变白时倒入料酒，加入盐、酱油，炒至断生即可停火，起锅浇在米饭上即可。

维生素 B₂

参与物质代谢，促进胎宝宝生长发育

不同孕期维生素 B₂ 的每日需求量

孕1~3月	孕4~7月	孕8~10月
1.2毫克	1.4毫克	1.5毫克

维生素 B₂ 在孕期的重要作用

维生素 B₂ 又称核黄素，参与体内生物氧化与热量代谢，可提高机体对蛋白质的利用率，促进生长发育。它还具有维持皮肤毛囊黏膜及皮脂腺的功能，能够促使皮肤、指甲、毛发的正常生长，帮助预防和消除口角炎、唇炎、舌炎及皮肤炎，还能减轻眼疲劳，有助于铁的吸收。

孕妈妈缺维生素 B₂ 会影响铁吸收

缺乏维生素 B₂ 会影响碳水化合物、脂肪、蛋白质、核酸的正常代谢。在孕早期会诱发妊娠反应，在孕中期会引发口角炎、唇炎、眼部疾病、皮肤炎症，还会导致胎宝宝营养供应不足、生长发育迟缓。维生素 B₂ 还参与红细胞的形成，有助于铁的吸收，一旦缺乏会影响铁的吸收。

可乐妈经验谈

总是烂嘴角要补维生素 B₂

我的一位朋友怀孕后就爱烂嘴角，她产检的时候特意问医生怎么办，医生建议她注意补充维生素 B₂，平时还要多摄入牛奶、猪肝、鸡蛋、杏仁、蔬菜。

维生素 B₂ 常见食物来源有哪些

动物性食物以动物肝脏含维生素 B₂ 最多；植物性食物如黄豆、葵花子、菌藻类、小米、玉米中含维生素 B₂ 都比较多；另外，酵母中含维生素 B₂ 也非常多，所以平时可以多吃一些发面食物。

食谱推荐

松仁玉米 促进胎宝宝大脑发育

材料 嫩玉米粒200克，黄瓜50克，去皮松仁30克。

调料 盐3克，白糖5克，水淀粉10克。

做法

1 玉米粒洗净，焯水，捞出；松仁炸香，捞出；黄瓜洗净，切丁。

2 油锅烧热，放玉米、黄瓜丁炒熟，加盐、白糖，用水淀粉勾芡，加松仁即可。

功效 玉米和松仁可以提供丰富的维生素E、B族维生素、不饱和脂肪酸，可促进胎宝宝的神经系统发育。

牛肉炒鸡腿菇 促进生长发育

材料 鸡腿菇200克，牛肉100克。

调料 葱花、姜末、白糖各5克，酱油、料酒、香油、淀粉、水淀粉、盐各适量。

做法

1 鸡腿菇洗净，切片；牛肉洗净，切片，用淀粉、料酒、酱油腌制10分钟。

2 锅置火上，倒入油烧至五成热，下葱花、姜末爆香，倒入牛肉片滑散至变色。

3 放鸡腿菇片，加入酱油、白糖、盐翻炒至熟，最后用水淀粉勾芡，点香油调味即可。

功效 牛肉和鸡腿菇都是维生素B_2的好来源，同时还能提供优质蛋白质和膳食纤维等，可以提高孕妈妈抵抗力，促进胎宝宝的生长发育。

孕早期
（孕1~3月）

胚胎发育遇上早孕反应，
怎么补营养

孕早期饮食总指导

孕妈妈和胎宝宝的情况

孕早期，是形成受精卵和胎儿神经管分化的关键时期，也是大多数孕妈妈容易发生孕吐、先兆流产等的敏感时期。整体来说，胚胎发育缓慢，孕妈妈的基础代谢增加不明显，体重、乳房、子宫的增长都不多，因此饮食原则是饮食均衡、种类尽可能丰富，但是不要强迫进食，应根据自身的食欲和妊娠反应轻重程度进行调整。

营养对策

1 相对于整个孕期，从营养素的量上上看，此时需求量并不大，甚至跟怀孕之没有太大差异，但是饮食质量上要有所提升。

2 孕早期是胎宝宝神经管分化的关键期，一定要补充足量的叶酸。

3 积极应对孕吐，避免呕吐导致的营养不良或缺乏。

4 早期胚胎发育所需的氨基酸，全部需要母体供给，一旦摄入不足会导致胎宝宝生长迟缓，并影响中枢神经系统的发育。这种不良影响很难弥补，因此要注重优质蛋白质的补充。

5 这个时期是胎儿最不稳定、容易流产的阶段，要减少容易导致流产的食物以及富含大量添加剂食物的摄入。

孕早期的营养素需求量

种类	含量
蛋白质	55克
脂肪	占总热量20%~30%
碳水化合物	130克
维生素A	700微克
维生素D	10微克
维生素B_1	1.2毫克
维生素B_2	1.2毫克
维生素B_6	2.4毫克
叶酸	600微克
维生素C	100毫克
钙	800毫克
铁	20毫克
碘	230微克
锌	9.5毫克
硒	65微克

孕早期每日食物构成

谷类、薯类及杂豆
250~400克

蔬菜
300~500克
（绿叶蔬菜占2/3）

水果
200~350克

鱼禽蛋肉
120~200克

大豆及坚果
25~35克

奶类及奶制品
300克

植物油
25~30克

盐
<6克

水
1500~1700毫升

注：孕早期孕妈妈的食欲往往不好，所以不必过分强调膳食平衡。轻度呕吐者在孕12~16周孕吐可自行消失；反复呕吐者，不能进食进水，营养严重缺乏，并引起代谢紊乱的，应咨询产检医生和营养师。

李大夫特别叮嘱

孕妈妈必须戒烟禁酒

孕妈妈吸烟或者被动吸烟（二手烟），烟草中的尼古丁、焦油等有害物质可能引起胎儿先天性心脏病、腭裂、唇裂、智力低下，甚至死胎。饮酒会使胎宝宝罹患酒精中毒综合征，表现为体重低、心脏及四肢畸形、智力低下等。因此，孕妈妈一定要戒烟禁酒。

协和孕早期一日带量菜谱推荐

餐次	食物	原料	量/克	热量/千卡	蛋白质/克	脂肪/克	碳水化合物/克
早餐	拌蔬菜	胡萝卜	50	17.8	0.5	0	3.8
		菠菜	50	10.7	1.3	0	1.3
	牛奶	牛奶	250	135.0	7.5	7.5	7.5
	燕麦粥	燕麦片	50	183.5	7.5	3.5	31.0
	煮蛋	鸡蛋（白皮）	60	72.0	6.8	4.7	1.0
上午加餐	橘子	橘子（福橘）	200	60.3	1.3	0	13.4
午餐	金银卷	小麦粉（标准粉）	50	172.0	5.5	1.0	36.0
		玉米面（白）	25	85.0	2.0	1.0	16.8
	里脊炒油菜	香菇（鲜）	50	9.5	1.0	0	1.0
		猪肉（里脊）	50	77.5	10.0	4.0	0.5
		花生油	5	45.0	0	5.0	0
		油菜	50	10.0	0.9	0	1.3
	芹菜豆干	花生油	5	45.0	0	5.0	0
		豆腐干	25	35.0	4.0	1.0	2.8
		芹菜（白茎，旱）	50	4.6	0.3	0	0.7
下午加餐	饼干	饼干	25	108.3	2.3	3.3	17.8

（参考：北京协和医院营养餐单）

（身高 160~165 厘米、孕前体重 55~60 千克的孕妈妈，孕早期食谱举例）

续表

餐次	食物	原料	量/克	热量/千卡	蛋白质/克	脂肪/克	碳水化合物/克
晚餐	荞麦米饭	大米	50	173.0	3.5	0.5	38.5
		荞麦	25	81.0	2.3	0.5	16.5
	清炒西蓝花	西蓝花	100	27.4	3.3	0.8	2.5
		花生油	5	45.0	0	5.0	0
	柿椒鸡丝	柿子椒	100	18.0	0.8	5.0	3.3
		鸡胸肉	50	66.5	9.5	2.5	1.0
		花生油	5	45.0	0	5.0	0
晚上加餐	龙须面	鸡蛋（白皮）	25	30.0	2.8	2.0	0.4
		小麦粉（标准粉）	25	86.0	2.8	0.5	18.0
		菠菜	20	4.3	0.5	0	0.5
合计				1647.4	76.4	57.8	215.6

孕1月 让受精卵顺利着床怎么吃

胎宝宝：只是一个小胚芽

1. 怀孕1~2周：是从末次月经的第一天开始算的，所以前2周还不存在新生命，一直到满2周时孕妈妈才会排卵。

2. 第3周开始：一个强壮的精子来到孕妈妈体内，遇到了卵子，这才结合成为受精卵。从这以后还需要5~7天，不断分裂的受精卵才逐步在子宫内着床，这样算来，着床时就已经是孕2月了。

孕妈妈：体内悄悄发生变化

1. 有的孕妈妈会有乳房硬硬的感觉，乳晕颜色会变深，乳房变得很敏感，触碰时有可能引起疼痛。

2. 大多数孕妈妈在这个月可能还没什么感觉。

3. 孕妈妈的卵巢继续分泌雌激素，以促进乳腺发育。

胎宝宝所需的重点营养

重点营养	胎宝宝的情况	食物来源
叶酸、维生素D、蛋白质	受精卵初步形成，并不断移动、分裂，为着床做准备	叶酸：绿叶蔬菜，比如菠菜、芹菜、油麦菜等，以及橘子、橙子等柑橘类水果
		维生素D：海鱼、蛋黄、鱼肝油、奶油、动物肝脏、牛奶
		蛋白质：瘦畜肉、去皮禽肉、鱼、虾、大豆及豆制品、蛋类

孕妈妈所需的重点营养

重点营养	孕妈妈的情况	食物来源
铁	补充铁元素能避免孕妈妈因缺铁导致的缺铁性贫血，有利于胎儿的健康发育	铁：动物肝脏、动物血、芝麻酱、瘦肉、豆类及豆制品、紫菜、鸡蛋黄等
水		水：白开水、清淡的汤粥、牛奶、豆浆等
维生素C	改善孕妈妈易疲劳的症状，提高免疫力	维生素C：鲜枣、猕猴桃、橙子等新鲜水果，以及番茄、彩椒、绿色蔬菜等

李大夫特别叮嘱

孕期做胎教能让宝宝更聪明

胎教能使胎宝宝更聪明，还有利于建立亲密的亲子感情。胎教包含的内容很多，如抚摸、对话、读诗、唱歌、画画等，这些不同的胎教方式都能在不同的方面刺激胎宝宝的发育。不只孕妈妈要注重胎教，也鼓励准爸爸参与进来。

养胎饮食指南

此时不需要太多营养，不用特别补

有的孕妈妈刚一得知怀孕的消息，家里就开始迫不及待地给补营养。孕期饮食非常重要，摄入的营养不仅为孕妈妈自身提供所需的养分，还为宝宝的发育提供营养，毫无疑问，孕妈妈需要比平时消耗更多的热量，需要更多的营养。但是怀孕初期的 3 个月，所需营养与平时相差不多，孕妈妈自身的营养储备即可满足需要，不需要特别补充营养。

坚持健康的饮食计划

怀孕第一个月，完全可以延续之前的饮食习惯。现在生活条件好，食物种类丰富，孕妈妈只要平时饮食不挑食、不偏食，各种食物都吃点，全面摄入营养，就能够满足孕早期胎儿发育了。

孕前饮食不规律的现在要纠正

好的饮食习惯是保证母胎健康的基础，如果怀孕之前饮食习惯很不好，不按时按点、饥一顿饱一顿、不吃早餐，那么在孕期就要刻意调整了，否则不仅容易造成肠胃不适，还会影响胎宝宝的生长发育。

宝石妈经验谈

孕前期别长胖太多

我怀第一胎的时候也像大多数孕妈妈一样，以为多吃就能给宝宝提供更多的营养，我记得前3个月就长了6斤，到中晚期控制体重很不容易。我怀老二的时候，一方面是有经验了，再一个高龄孕妇本来就比较爱发胖，所以我特别注意，前几个月基本就是该吃什么吃什么，并没有额外增加营养。当然了，那些不健康的小零食还是能杜绝就杜绝。

不健康的食物最好少吃

方便面
方便面中含有较高的脂肪，特别是饱和脂肪。含有较多的人工添加剂，如防腐剂、抗氧化剂等。不适合在孕期多吃。

罐头食品
罐头由于高温灭菌，导致很多不耐热的营养素损失。有些罐头中含有较多的糖分、盐分、油脂等。孕期妈妈也应少吃。

加工肉类食品
火腿肠等加工肉类食品属于高盐、高脂食品，多食容易造成肥胖、孕期水肿。

腌制食品
含盐量高，有时还含有亚硝酸盐，多吃不利于母胎健康。

持续补叶酸，每天达到 600 微克

叶酸的补充并不能仅限于孕前，孕早期补充叶酸也非常重要，此时正是受精卵发育分化的关键阶段，神经系统的分化也始于孕早期。如果缺乏叶酸，会导致胎宝宝发生神经管畸形的可能性大大增加。

孕妈妈对叶酸的需求量比正常人高，每日需要约600微克才能满足胎宝宝生长需求和自身需要。可以增加富含叶酸的食物，如芦笋、西蓝花、菠菜等，同时合理服用叶酸片。

每天增加 110 微克碘的摄入量

孕妈妈如果碘摄入不足，所生成的甲状腺素无法满足胎宝宝的需要，会影响其发育，严重的会损害胎宝宝的神经系统。所以建议孕妈妈食用碘盐，同时每周吃1~2次海带等含碘高的海产品。但也不要过量食用，每天摄入碘230微克就够了，即在以前120微克的基础上再加110微克。

一定要重点看

安全用药，
远离致畸因素

药物最易致畸的几个阶段

不同药物在人体的代谢是不同的，有备孕计划的女性在怀孕前 3 个月就要谨慎用药，在确定怀孕后更要慎之又慎。怀孕后，胎儿对药物的敏感度是不同的。

孕0~2周

对药物敏感度： 这个阶段为细胞增殖早期，胚胎尚未分化，用药的结果可能导致流产，但不导致畸形。也就是说只要没有发生流产，妊娠就可以正常进行。

孕3~12周：致畸高度敏感期

对药物敏感度： 这是胎儿各器官高度分化、迅速发育的时期，对药物最敏感，可导致各种畸形，为致畸高度敏感期。
如何用药： 在这一阶段，避免用不必要或者不恰当的药物。

孕12周后

对药物敏感度： 此时胎儿大部分器官已形成，药物的致畸作用明显减弱，但神经系统和生殖系统容易受到药物影响。
如何用药： 这个阶段一旦生病了，医生可能会根据孕妇的情况使用一些临床使用时间长的安全用药。（"安全"药物是指美国食品药品监督管理局FDA规定的孕期安全分级为A级和B级的药物。目前中国孕期安全用药尚无安全分级。）

孕期用药应遵循的原则

- 生病时，及时就诊，将病情及怀孕的情况告知医生。
- 根据医生的处方到取药处取药时要仔细核对，不要拿错，还应仔细阅读说明书，并向医生问清楚用法用量，以及服药期间需要忌食哪些食物。
- 根据药盒上的存放要求妥善存放药物。

- 谨遵医嘱按时吃药，不要自行改变用法用量甚至停药。
- 药未吃完之前，原有的包装盒及说明书应尽量保存，如医生处方上对用法用量有特殊标注的，也需保存。
- 服药期间有任何不适反应，应及时再次就医。

孕期感冒怎么办

怀孕后一旦感冒，孕妈妈总是很纠结，不知道该不该吃药。其实要根据感冒症状以及轻重程度区别对待。普通感冒表现为发热、流鼻涕、嗓子疼，一般一周可自愈；流行性感冒则表现为急起高热、全身疼痛、浑身乏力、轻度呼吸道症状，一般也能自愈，也可能需要药物辅助。

不管何种感冒，都要多喝水、多休息，尽量不吃药。低热时采用物理降温，比如洗温水澡、用温水擦拭身体、泡脚等；当发热达 38℃ 的时候则需要服用退烧药，对乙酰氨基酚是孕期使用广泛和相对安全的退烧药，按照说明剂量使用，如果嗜睡或高热持续不退，一定要尽快就医。切记不要擅自使用抗生素、止咳药和复方感冒药。

孕早期完全不能用药吗

理论上来说，孕期的前 3 个月是胎儿发育的敏感期，也是致畸敏感期，容易受到药物的影响，应该避免使用任何药物。但是当病情的威胁大于药物威胁的时候，应考虑用药，所以孕妈妈一定要正确看待这件事。

孕1月优选食物

三文鱼

富含铁、DHA，可促进宝宝大脑生长发育。

海虾

富含的蛋白质、维生素D和钙可以为孕妈妈和胎儿补充充足的营养，促进胎儿脑部发育和骨骼发育。

番茄

含维生素C和番茄红素、有机酸等成分，可以为孕妈妈补充身体所需营养和水分，有助于提升食欲。

芦笋

富含叶酸，能预防胎儿神经管畸形。

樱桃

属于含铁高的水果，孕期可以常吃些樱桃。另外，樱桃中富含具有抗氧化作用的花青素，对宝宝和妈妈的健康都有好处。

香菇

富含铁和B族维生素，可以缓解孕期不适，还能增强孕妈妈的免疫力。

孕1月营养食谱

鲜虾芦笋 补充叶酸和矿物质

材料 鲜虾200克，芦笋300克。

调料 鸡汤、姜片、盐、淀粉、蚝油各适量。

做法

1 鲜虾去壳，挑去虾线，洗净后抹干，用盐、淀粉拌匀；芦笋洗净，切长条，焯水沥干。

2 锅中倒油烧热，将虾仁倒入锅内煎熟，捞起滤油；用锅中余油爆香姜片，加入虾仁、鸡汤、盐、蚝油炒匀，出锅浇在芦笋上即可。

功效 芦笋的叶酸含量很高，虾富含矿物质和蛋白质，有益于胎宝宝健康发育，还能促进孕妈妈的新陈代谢，预防便秘。

香菇炒豌豆 提供B族维生素

材料 鲜香菇300克，豌豆粒50克。

调料 葱花、盐、花椒粉、水淀粉各适量。

做法

1 鲜香菇洗净，切丁；豌豆粒洗净。

2 炒锅放火上，倒入适量植物油，待油烧至七成热，放入葱花和花椒粉炒香。

3 倒入香菇丁和豌豆粒翻炒均匀，盖上锅盖，焖5分钟，用盐调味，用水淀粉勾芡即可。

功效 豌豆富含蛋白质和叶酸，香菇富含多种氨基酸和维生素，能有效提高孕妈妈的免疫力。

问：在不知道怀孕的情况下吃了避孕药，会对胎儿有影响吗？

李大夫答：一般情况下，可遵循"全或无"定律，解释为"不是生存，就是死亡"。定律是这么说的：若用药是在胎龄一周内，对胎儿的影响或者是因药物导致胚胎死亡，或胚胎不受影响，就能继续正常发育。也就是说在这时期用药，只要胚胎不死亡，就能正常发育。但是，如果对用药的时间比较模糊，最好去医院检查，在医生指导下决定是否保胎。

问：我有喝茶的习惯，怀孕后能继续喝茶吗？

李大夫答：在怀孕初期最好不要喝太多茶，因为前3个月是胎宝宝神经系统形成的时期，茶叶中的茶碱和咖啡因等成分会影响胎宝宝的发育。4个月开始，可以根据体质喝些淡茶，最好在饭后1小时再饮用，这样就不会影响铁的吸收了。但是一定不能喝浓茶，也不宜在睡前喝茶，以免影响睡眠。

问：总是犯困，该怎么办？

李大夫答：爱犯困是这一时期孕妈妈都会感觉到的，最好的办法就是想睡就睡会儿。但是作为职场孕妈妈，可以吃根香蕉提提神。香蕉中的钾和镁等物质有助于缓解疲乏。

问：没有备孕，发现怀孕的时候已经怀上一个月了，没有特别注意饮食怎么办？

李大夫答：怀孕后的1~3个月是胎宝宝生长相对较慢的时期，所需要的营养不是很多，只要平时饮食习惯正常的孕妈妈就不用额外补充营养，所以即使第一个月没有特别关注饮食，一般也不会有太大影响。

问：孕妇奶粉含有叶酸，可以跟叶酸片一起吃吗？

李大夫答：一般来说，孕期每天补充叶酸片400微克，再加上每天膳食中摄入的叶酸基本够用了。至于在此基础上再摄入其他食品时，强化的叶酸是否会造成过量，不同的人会有不同的结果。如果每天摄入的孕妇奶粉中叶酸的量不超过400微克，即总补充量不超过800微克，从理论上说没有问题。但具体到每个人，最好进行血清或红细胞叶酸的检查，并根据检查结果来决定个体化叶酸的摄入量。

问：能吃补气血的药膳吗？

李大夫答：是药三分毒，即使是中药也不能说是完全无害的，有一些常用的补气血的中药，对孕妈妈本身没有伤害，却会影响胎宝宝。建议最好不要随便用中药滋补，可以选一些药食同源的食物进行食补，例如花生、红枣、红糖、红豆、樱桃、葡萄等。

问：孕期要吃营养滋补品吗？

李大夫答：有的孕妈妈家庭条件好，恨不得每天一只海参、一碗燕窝，目前没有明确研究证明吃这些食物对孕妈妈和胎宝宝有很大的益处。并且海参、燕窝等滋补品中的蛋白质、碳水化合物以及一些矿物质完全可以从普通食物中摄取，而燕窝、海参等如果孕前没吃过，孕期也不宜轻易尝试，以免引起过敏反应。

问：怀孕后是否需要吃更多的奶制品？

李大夫答：胎儿的生长发育需要吸收大量的钙质，这会使得孕妈妈的血钙含量降低。虽然孕妈妈的机体会自动分泌一种激素，促使身体产生维生素D，提高钙的吸收率，使孕妈妈血钙恢复正常，但是，孕妈妈适当吃奶制品还是十分必要的，不过每天奶摄入量300~500克就足够了，不必更多。并且最好选择脱脂或半脱脂奶制品，而不是含有丰富的饱和脂肪酸的全脂奶制品或奶酪。半脱脂奶或脱脂奶含有同样多的矿物质，脂肪含量却很少。

孕2月 呕吐严重，怎么让胎宝宝吸收营养

胎宝宝：有了扑通扑通的心跳

1. 眼睛：开始形成，但眼睑还没有形成。

2. 脊柱：慢慢形成。

3. 四肢：有刚开始出现的胎芽，即为四肢，但表面上呈不规则的凸起物。

4. 心脏：开始出现有规律的每分钟达120次的跳动了。

孕妈妈：乳房增大

1. 乳房增大，会有胀痛感，乳晕颜色加深，并有凸出的小结节。

2. 子宫如苹果大小，子宫壁薄而软，胚胎已初具人形。

胎宝宝所需的重点营养

重点营养	胎宝宝的情况	食物来源
脂肪、蛋白质、碳水化合物	胎宝宝的肝、肺、心脏等器官开始形成，脑部的体积增加，血液循环也开始形成，需要三大营养素组成身体各器官组织；前三个月是胎宝宝神经分化的关键阶段，必须有充足的蛋白质供应	脂肪：植物油、坚果、瘦肉、蛋、奶及奶制品 蛋白质：瘦肉、去皮禽肉、鱼、虾、大豆及豆制品、蛋类 碳水化合物：谷物、薯类、水果
叶酸	胎宝宝的头部形成了，脑细胞增殖迅速，最易受到致畸因素的影响，要补充叶酸避免畸形	绿叶蔬菜，比如菠菜、芹菜、油麦菜等，以及橘子、橙子等柑橘类水果

孕妈妈所需的重点营养

重点营养	孕妈妈的情况	食物来源
碳水化合物、水	早孕反应严重时，剧烈的呕吐容易引起酮症，需要足够的碳水化合物。还要及时补水，避免体内代谢失衡	碳水化合物：谷物，比如大米、小米、面粉等，红薯、土豆等薯类，苹果、葡萄等水果 水：白开水、清淡的汤粥、牛奶、豆浆等
叶酸、铁	体内红细胞的合成需要叶酸、铁参与，适当补充叶酸和铁也有利于预防孕妈妈贫血	叶酸：菠菜、芹菜、油麦菜等绿叶蔬菜，以及橘子、橙子等柑橘类水果 铁：动物血、动物肝脏、芝麻等

养胎饮食指南

蛋白质不必加量，但要保证质量

　　怀孕 2 个月已经出现了胎心、胎囊，胎宝宝的成长需要足够的蛋白质。此时孕妈妈所需的蛋白质不必增加数量，跟孕前一致即可，每天 55 克，但要保证质量。鱼虾类、去皮禽肉、瘦肉、蛋类、乳类、豆类及豆制品都是优质蛋白质的良好来源，虽然谷类中的蛋白质不是优质蛋白质，但是谷类是一日膳食的重要部分，也是蛋白质的主要来源之一。因为谷物和其他食物的蛋白质能够互补，把谷物（缺乏赖氨酸）和豆类（富含赖氨酸）一起搭配来吃（比如红豆饭），可以获取高质量的蛋白质。

　　孕 2 月，食欲不好的孕妈妈或者看到肉就想吐的孕妈妈，可以用大豆及豆制品来代替肉类，以保证优质蛋白质的摄入。

谷类 200~300克

坚果 25克

牛奶 200~250克

鸡肉 30克

55克 蛋白质

鸡蛋 1个

猪瘦肉 45克

北豆腐 45克

鱼 40~75克

多吃点新鲜蔬果，偶尔也可以喝点果蔬汁

　　每天 200~350 克新鲜水果最好，可以补充水分、维生素 C、钙、钾等矿物质，提高母体免疫力，促进胎儿生长发育。吃腻了水果也可以打汁饮用，比如苹果汁、

橙汁等，但是注意不要过滤，以免损失膳食纤维。但是果汁最好当调剂，不要长期饮用果汁，以免导致糖分摄入过多，引起孕期肥胖。

偏爱酸味食物并不奇怪

很多孕妈妈都会较偏爱吃些酸味食物，觉得吃完舒服些，这可能是因为酸味食物能提升食欲、促进消化。喜欢吃酸味的孕妈妈，最好选择既有酸味又能加强营养的天然食物，比如番茄、樱桃、杨梅、橘子、酸枣、青苹果等，但不宜吃酸菜等腌制食品，因为腌制食品中的营养成分很低，致癌物质亚硝酸盐含量较高，过多食用对母胎均不利。

多吃高钾食物，避免低钾血症

早孕反应严重的孕妈妈，消化液大量丢失，加上进食受影响，容易导致钾的摄入量不足。若患有低钾血症，会出现全身无力、精神萎靡、乏力、头昏眼花、反应迟钝、烦躁不安等症，因此要注意钾的补充。在这个阶段，孕妈妈要尽量地迎合自己的口味，想吃什么就吃什么，同时尽量多吃一些高钾食物，比如黄豆、绿豆、香菇、香蕉、海带、土豆等，来补充身体所丢失的钾。

不要过分迷信燕窝、海参

对于燕窝和海参，不要过分放大它们的功效。比如燕窝中的蛋白质和维生素含量并不比大多数水果高，海参虽然蛋白质比较高、脂肪含量相对较低，但是也没有多么神奇的功效，有研究显示，海参的营养价值相当于山药。一种食物即便营养再好，也不能取代其他食物，日常饮食的均衡才是获取营养的主要途径。

纠正不良的饮食习惯

怀孕 2 个月，热量不需要额外摄入，保持均衡、多样化的饮食即可，在不影响身体健康的前提下，孕妈妈可以按照个人的饮食习惯和嗜好加以选择，但是不良的、不科学的饮食习惯和嗜好要予以纠正，比如爱吃甜食、辛辣食物、烟熏食物、甜饮料等，这些习惯不仅会导致肥胖，还容易造成胎儿不稳定。

有早孕反应怎么办

孕吐是正常的妊娠反应

大部分孕妈妈会在怀孕 6 周左右出现食欲缺乏、轻度恶心、呕吐、头晕、疲倦等早孕症状，尤其是呕吐。孕吐，民间也称害喜，是正常的妊娠反应，一般 14 周左右即可减轻或消失，也有在 18 周才慢慢减退的，甚至有的人整个怀孕期间都伴有呕吐现象。孕吐主要与三个方面有关：孕妇体内相应激素迅速升高；孕期嗅觉变得更灵敏；孕妈妈肠胃蠕动减慢，运动量减少，导致消化不良。

早餐吃点固体食物能减少干呕

有早孕反应的人，一般晨起呕吐严重，而固体食物如馒头、饼干、烧饼、面包片等，可缓解孕吐反应。不断呕吐会造成体液丢失过多，要注意补充，但是固体食物和液体食物最好不同食，汤和水在两餐之间饮用。

补充碳水化合物，避免酮症酸中毒

孕吐严重，甚至影响进食的时候，也要保证碳水化合物的摄入，以供给大脑所需，否则容易发生酮症酸中毒。每天至少保证 130 克碳水化合物的摄入，选择易消化的米、面、饼干等，各种薯类、根茎类蔬菜和水果中也富含碳水化合物，孕妈妈可以根据自己的口味加以选择。

约为130克碳水化合物的摄入方案

种类	碳水化合物含量
大米60克	44克
土豆50克	9克
花卷50克	23克
葡萄干10克	8克
葡萄50克	9克
苏打饼干50克	38克

增加 B 族维生素可减轻反应

B 族维生素可以有效改善孕吐，维生素 B_6 有直接的镇吐效果，维生素 B_1 可改善胃肠道功能，缓解早孕反应。除了服用复合维生素制剂补充外，尤其要注重膳食补充，鸡肉、鱼肉、鸡蛋、豆类等都是维生素 B_6 的好来源。

少食多餐避免营养不良

有早孕反应的孕妈妈总是缺乏食欲，感觉吃了还要吐出来，不吃还好受一些。虽然此时胎宝宝还很小，需要的营养并不多，但是如果进食过少，对母胎健康不利，因此可以每次减少进食量，但是多吃几次，把一日三餐改为每天吃 5～6 餐。

少吃油炸食物、油腻食物，以免加重不适感

油炸食物、油腻食物不仅不好消化吸收，油脂含量过高，反而会引起孕吐反应。很多孕妈妈是一闻到油烟味就会加重反应，所以饮食要清淡，烹调方法以蒸、炖、炒为好。

适当运动能缓解孕吐

有的孕妈妈吐得很厉害，不想动，总想躺着，其实这样只能让孕妈妈更关注孕吐这件事儿，相反，走一走、动一动能减轻早孕反应。比如到户外散步、做做孕妇瑜伽等，既能分散注意力，还能帮助改善恶心、倦怠等症状，确实有很好的效果，而且心情也会变好，不会觉得难熬。

李大夫特别叮嘱

妊娠剧吐要就医

如果出现妊娠剧吐就需要就医了，比如孕吐呈持续性，无法进食或喝水，体重消瘦特别明显，体重下降超过原体重的 15%；出现严重的电解质紊乱和严重的虚脱，甚至发生生命体征的不稳定；孕吐物除食物、黏液外，还有胆汁和咖啡色渣物，这时应及时到医院检查。

宝石妈经验谈

没有孕吐不代表宝宝不健康

我是属于怀孕以后几乎没什么反应的人，听见有人说吐得越严重，宝宝就越聪明。起初我还挺纠结，产检的时候忍不住问了医生，医生说孕吐反应是因人而异的，跟个人体质有关，有孕吐正常，无孕吐也不用担心，更不要通过有无孕吐反应去判断胎儿的发育好坏。事实证明医生的话是对的，我们家宝宝两岁多了，真是一个聪明的小活宝。

孕2月优选食物

红薯

富含碳水化合物、膳食纤维成分，孕妈妈食用可以避免呕吐严重引起的酮症，还能通便排毒。但不宜空腹食用，胃酸分泌过多的孕妈妈也应慎食。

鸡肉

富含优质蛋白质，也是维生素 B_6 等的良好来源，可以促进胎宝宝生长，还容易消化吸收，并对改善孕吐有一定作用。

豆腐

富含优质蛋白质、钙等成分，容易消化吸收。不想吃肉的孕妈妈，可以适当用来代替肉类。

番茄

含维生素C和番茄红素、有机酸等成分，可以缓解孕吐，提升食欲。

核桃

富含不饱和脂肪酸，以及钙、镁等成分，可以满足胎儿的生长需要，还有利于大脑发育。

苹果

富含多种维生素，尤其是维生素C、钾、钙、苹果酸，能改善孕吐，增强食欲，补充营养。

孕2月营养食谱

烤红薯 避免酮症酸中毒

材料 红薯150克。

做法

红薯洗净，沥干水分，用食品专用锡纸包好，放入烤盘中，送入微波炉，用中火烘烤4分钟，翻面再用中火烘烤4分钟，取出食用即可。

功效 红薯富含淀粉，可以补充碳水化合物，如果正餐吃不下，可以当零食予以补充，避免呕吐严重引起的酮症酸中毒。

特别提醒 孕妈妈应避免一次食用过多，以免发生胃灼热、吐酸水、腹胀排气等不适症状。

桃仁菠菜 促进胎儿大脑发育

材料 菠菜300克，核桃仁30克，枸杞子5克。

调料 白糖、盐各3克，芝麻酱10克，生抽、醋各5克，香油少许。

做法

1 菠菜洗净，焯烫15秒，捞出过凉水；核桃仁、枸杞子盛入碗中，加入热水浸泡。

2 芝麻酱盛入碗中，调入生抽、醋、白糖、盐、香油调匀，制成酱汁。

3 将菠菜从凉水中捞出、沥干，切段，盛入盘中，加上酱汁，撒上泡过的核桃仁和枸杞子即可。

功效 菠菜富含叶酸、维生素C等成分，核桃富含不饱和脂肪酸，有利于促进胎儿大脑发育。

问：孕吐期间体重没增加怎么办？

李大夫答：孕期的呕吐、恶心感造成了孕妈妈无法保证饮食均衡，有的孕妈妈体重不仅没长，甚至会有所降低，不要对此过分担忧，短期内摄入不足时，身体原来储存的营养足可以维持宝宝和妈妈的营养，而且胎宝宝在前几个月长得也很慢，对营养的需求不是很大。

问：怀孕 2 个月，总是尿频，夜里也总起夜，这种情况正常吗？

李大夫答：孕早期的尿频是很常见的，大多数是因为增大的子宫压迫膀胱所致，怀孕初期，大部分妈妈都有尿频的情况。但是需要注意的是，某些孕期常见的疾病也会导致尿频，比如念珠菌性阴道炎，一定不能忽视，否则有可能会引发流产，这种疾病可以在医生的指导下适当用药来治疗。

问：误把怀孕征兆当成了感冒，吃了感冒药，孩子还能要吗？

李大夫答：首先要明确的是，吃药不一定会造成胎儿畸形，因为胎儿到底会不会受影响，与感冒药的成分、剂量、服用时间等有关系，可咨询医生。如果用药剂量小、时间短、药性温和，可先跟踪胎宝宝的发育情况，再决定是否保胎。不能因为"莫须有"的罪名而随意终止妊娠。

问：早孕反应比较大，基本就是坐或躺，运动少，出现了便秘，偶见大便出血，怎么办？

李大夫答：这是怀孕带来的"甜蜜负担"之一，先通过吃香蕉、酸奶、红薯、青菜等进行饮食调养，同时保持良好的排便习惯，尽量多运动，一般都会收到不错的效果。如果这样还不管用，可在医生指导下使用开塞露或其他药物，不可随意服用泻药，否则容易引发流产。

问：怀孕时吃鸡蛋，会导致宝宝将来对鸡蛋过敏吗？

李大夫答：孕妈妈吃什么与宝宝将来是否过敏并没有因果关系，宝宝对食物过敏多与遗传因素有关，但此遗传因素为母体自身，并非与孕妈妈食用外来食物有关。

问：能喝碳酸饮料吗？特别想喝怎么办？

李大夫答：碳酸饮料包括各种汽水、可乐以及含气饮料，含糖多、热量高，孕妈妈大量饮用容易导致肥胖和骨质疏松。碳酸饮料内含咖啡因等物质，容易透过胎盘对胎儿造成不好的影响。但如果特别想喝，少量喝一点也并无大碍。

问：怀孕后总是感觉肌肉酸痛、浑身乏力，吃什么可以调节？

李大夫答：孕早期由于体内激素剧变，很多孕妈妈有乏力、疲倦等感觉，这属于正常现象。另外，从营养角度来说，倦怠可能与B族维生素的缺乏有关，特别是维生素B_1的缺乏。维生素B_1缺乏会影响碳水化合物的氧化代谢，导致热量利用不足。孕妈妈可以多吃些粗粮，如新鲜玉米、小米、燕麦等，以补充维生素B_1。

问：怀孕期间腹泻怎么办？

李大夫答：腹泻一般是因为进食了冰冷食物，如冰镇西瓜，或者进食了高脂食物，也可能是吃了不干净的食物引起的。腹泻容易造成营养的流失，孕妈妈应注意食用新鲜不变质的食物，少吃或不吃冷冻食物和油炸食物。一旦出现腹泻，要先给予流食调养，比如米汤水、果汁、蔬菜汁等，然后慢慢过渡到吃一些软烂的稀粥、面条等清淡的食物，最后再恢复正常饮食。

孕**3**月 流产高发期怎么吃

胎宝宝：大脑迅速发育

1. 大脑：脑细胞数量增加快，占身体一半左右。

2. 脸：已经形成了眼睑、唇、鼻和下腭。

3. 脐带：里面有一根动脉、两根静脉连接着妈妈和宝宝，妈妈通过脐带给宝宝输送营养，宝宝通过脐带将废物排泄出去。

4. 肾和输尿管：发育完成，开始有排泄现象。

5. 四肢：腿在不断生长着，脚可以在身体前部交叉了。

孕妈妈：小腹部微微隆起了

1. 乳房更胀大了，乳房和乳晕的颜色加深，可以换更大点、更舒适的内衣穿了。

2. 腹部没有明显的变化。此时，按压子宫会感觉到宝宝的存在。孕11周前后，有的孕妈妈腹部可能会出现妊娠纹，腹部正中会出现一条深色的竖线。

3. 胎盘覆盖在子宫内层特定部位，开始制造让胎宝宝正常发育所需的激素。

胎宝宝所需的重点营养

重点营养	胎宝宝的情况	食物来源
镁、钙、维生素A和维生素D	宝宝的手和脚都开始发育了，补充钙、镁等矿物质和维生素A、维生素E，有助于宝宝骨骼发育	镁：紫菜、荞麦、芸豆
		钙：牛奶、奶酪
		维生素A：胡萝卜、南瓜、动物肝脏
		维生素D：鱼类、鱼肝油
维生素B$_{12}$、脂肪	胎宝宝身体迅速生长，需要补充脂肪；肝脏开始制造红细胞，补充维生素B$_{12}$有利于促进红细胞的发育和成熟	维生素B$_{12}$：虾、鸡肉、鸡蛋
		脂肪：肉类、干果等
蛋白质	脑细胞发育、肌肉中的神经开始分布，需要大量的蛋白质	豆类及豆制品、瘦肉

孕妈妈所需的重点营养

重点营养	孕妈妈的情况	食物来源
维生素E	需要安胎、保胎，避免流产	植物油、干果、豆类及豆制品等
维生素B$_6$	妊娠反应依然存在，孕吐还比较严重	深绿色蔬菜、瘦肉、花生

李大夫特别叮嘱

流产高发期怎样看待流产

当孕妈妈有流产征兆的时候，要及时到医院检查并寻找原因，如果是因为高血糖、甲状腺功能低下、黄体功能不良等原因引起的，那么经诊断胚胎发育健康的情况下，可以进行相应处理。如果经诊断为宫外孕或胚胎停育，应尽早中止妊娠，以免造成稽留流产或感染，不仅影响以后怀孕，严重的还可危及孕妈妈的生命。也有的孕妈妈出现先兆流产后因为担心胎儿不健康，不愿过多人工干预，采取顺其自然的态度。

养胎饮食指南

为两个人吃饭 ≠ 吃两个人的饭

胎宝宝主要通过胎盘从母体吸收养分，因此孕妈妈的营养直接影响胎宝宝的发育情况，注重饮食营养意义重大，可以说是一人吃两人补，但这里的为两个人吃饭不等于吃两个人的饭，孕期饮食要重质、重营养均衡，而不是一味加量。

饮食的种类要丰富

孕早期的饮食应注意食物的多样化，数量可以不多，但为了保证营养的全面，饮食的种类要丰富多样。

有孕吐反应的孕妈妈，可以通过少食多餐的方式来进食多种多样的食物，以免妊娠反应引起营养缺乏。同时注重补充 B 族维生素，能帮助改善呕吐现象。

没有妊娠反应的孕妈妈，食物的数量也不必增加太多，跟孕前保持相当的水平即可，种类也要尽可能的丰富多样。孕早期体重不宜增加太多，以免增加后期控制的难度。

吃饭细嚼慢咽，促进营养吸收

怀孕后，胃肠、胆囊等消化器官蠕动减慢，消化腺的分泌也有所改变，消化功能减弱。特别是孕早期，由于妊娠反应，食欲缺乏，食量相对减少，这就更需要在吃东西时尽可能地多咀嚼，把食物嚼得很细。做到细嚼慢咽，能促使唾液分泌量增加，与食物充分混合，唾液中含有大量消化酶，可在食物进入胃之前对食物进行初步的消化，有利于保护胃黏膜。同时也能有效地刺激消化器官分泌消化液，更好地消化，更多地吸收。

部分孕妈妈妊娠后有牙龈炎、牙床水肿充血，甚至牙齿松动，咀嚼功能减退，吃东西更应慢动作，把食物嚼碎、嚼细，这样不仅有利于消化，也有利于保护牙齿。

主食中多点儿粗粮

适当增加粗粮的摄入，可以防止孕期便秘，还能防止体重增长过快。玉米、燕麦、荞麦、红豆、绿豆等都是很健康的粗粮，可以占全天主食总量的三分之一甚至一半，但不要超过一半。

这几种水不能喝

孕妈妈要多喝水，每天基本要达到1500~1700毫升水（7~8杯）的量。但有些水是有害健康的，一定不能喝：

千滚水

"千滚水"就是久沸或反复煮沸的开水，这种水因久煮，水中不挥发性物质，如钙、镁等成分和亚硝酸盐含量较高。长时间饮用这种水，会影响人的胃肠功能，甚至会出现心悸、腹胀、头晕等不适症。

隔夜存放的开水

孕妈妈要注意，隔夜存放的开水中含氧量会大大降低，水中会分解更多对身体有害的亚硝酸盐，对孕妈妈的身体健康有危害。

没有烧开的自来水

没有烧开的自来水里含有多种微生物、病原体，人体长期喝这种水容易感染细菌，因此，孕妈妈更要注意，不要饮用。

晨宝朵妈 经验谈

不管渴不渴都要主动喝水

怀孕之前我也达不到一天七八杯水的饮水量，但是怀上两个宝宝以后，我就时刻提醒自己多喝水，比如每天早上起来，我会先喝一杯温开水润润肠道，其他时间也是随时把水杯放在手边，想起来就喝几口，少量多次喝，所以孕期我没有出现便秘的情况，而且明显感觉皮肤也不干了。

水果糖分高，要限量

很多孕妈妈认为孕期大量吃水果可以让胎宝宝皮肤好，其实水果不能过量食用，因为水果中糖分含量较多，进食过多容易引起肥胖和妊娠糖尿病。一般来说，每天最好吃几种不同的水果，总量在200~350克，并且最好当加餐吃。如果在此基础上多吃了水果，就要相应减少主食的摄入量，以维持每日摄入的总热量不变，以免引起肥胖。

一定要
重点看

远离易致流产和过敏的食物

孕早期是胚胎不太稳定、容易流产的阶段，也是胎宝宝最容易受到致畸因素影响的阶段，此时既要注意营养的补充，又要避开一些容易对自己和胎宝宝产生不利影响的食物。那么到底哪些食物是应该远离的呢？

远离容易导致胎儿畸形的食物

含有弓形虫的食物

在怀孕早期急性感染弓形虫会给胎儿造成不利影响，所以，食用所有的肉类时，都必须彻底熟透方可食用，生鱼片或者涮火锅时没有煮熟的牛羊肉都可能传染弓形虫。

受污染的食物

被污染的食物食用过多，毒物就会在孕妈妈体内蓄积，经血液循环进入胎盘导致胎儿中毒，从而引起流产、畸胎、死胎等情况。例如，被重金属污染的海鱼、被镉污染的大米、被农药污染的果蔬等。

久存霉变的食物

放置时间过长的食物，有的从外表看不出腐坏，但是对身体是有害的。例如，超过保质期的面包、发黄的蔬菜，尤其是发芽的土豆和花生，发芽的土豆中龙葵素含量高，久存变质的花生则会致癌，可能导致胎儿神经发育缺陷。所以，孕妈妈不宜吃久存霉变的食物。

易促使流产的食物

关于一些食物导致流产的说法目前很盛行，一部分来自于中医的"活血化瘀"理论，另一部的理论基础则来源不明，更像是民间说法，甚至有一点儿"以讹传讹"。目前关于此类说法，无论是前者还是后者，均没有严谨的科学证据来证实。另外，在无此说法的国家和民族，并未发现因为吃某种食物而引起流产的现象。但出于尊重饮食风俗和习惯的考虑，孕妈妈可以根据个人意愿，自行避免此类食物的摄入。

薏米
可促使子宫收缩，诱发流产

螃蟹
性寒凉，有活血化瘀的功效，可能会引起流产

甲鱼
性寒，可活血散瘀，孕早期最好不吃

山楂
对子宫有一定的收缩作用，容易导致流产

桂圆（龙眼）
性温，易加重孕妈妈阴虚内热而致胎热，出现先兆流产症状

马齿苋
性寒凉而滑利，对子宫有兴奋作用，容易造成流产

避免食物过敏

有些过敏体质的孕妈妈可能会对某些特定食物过敏。因此过敏体质的孕妈妈要注意：

1. 一定不要再进食曾经引起过敏的食物。

2. 不要食用从未吃过的食物。

3. 食用蛋白含量高的食物，比如动物肝脏、蛋类、鱼类的时候，一定要彻底熟透。

李大夫特别叮嘱

看食品标签，远离过敏原

购买食物的时候，要看食物配料表中是否存在可能会引起过敏或不良反应的配料。比如，有人对花生过敏，那么买饼干、点心等食品时一定要仔细看看，配料表中是否有花生或花生制品，严重者还应注意该食品是否曾在加工过花生的产品线上生产过（包装上有标注）。有的食品标签上直接标注有"过敏原信息"这一项，有的会标注该生产线生产过相关产品，有对此过敏的人要尽量避开。

孕3月优选食物

菠菜

菠菜中富含叶酸，100克菠菜中大约含叶酸20微克，可预防胎儿神经管畸形。

牛肉

牛肉富含铁、蛋白质和锌，可以补充宝宝生长所需的营养素，增强孕妈妈的免疫力。

核桃

富含维生素E、不饱和脂肪酸、镁等，可以促进胎宝宝大脑发育。

胡萝卜

富含胡萝卜素，进入体内可转化为维生素A，能促进胎宝宝肝脏和眼睛的发育。

鸡蛋

富含蛋白质和卵磷脂，可以为胎儿的发育提供充足的蛋白质供给，卵磷脂还能促进胎宝宝大脑发育。

牛奶

富含蛋白质和钙，提供宝宝肌肉骨骼所需的营养，还能增强孕妈妈的体质。

孕3月营养食谱

胡萝卜牛肉丝 补充维生素A

材料 胡萝卜100克，牛肉200克。

调料 酱油、淀粉、料酒、葱段各10克，姜末5克，盐4克。

做法

1 牛肉洗净，切成丝，用葱段、姜末、淀粉、料酒和酱油调味，腌渍10分钟；胡萝卜洗净，去皮，切成细丝。

2 锅内倒油烧热，放入牛肉丝迅速翻炒，倒入胡萝卜丝炒至熟，加盐调味即可。

功效 胡萝卜中的胡萝卜素含量很高，胡萝卜素可以在人体内转化为维生素A，与牛肉一起用油烹调，可以提高胡萝卜素的吸收率，促进胎宝宝的视力发育。

牛奶鸡蛋羹 补充钙和蛋白质

材料 鸡蛋2个，香蕉1根，牛奶300克。

做法

1 鸡蛋打匀备用；香蕉去皮，切几片薄片备用，其余的用勺子压成泥。

2 将牛奶倒入鸡蛋液中，再加入香蕉泥和香蕉片搅匀。

3 锅中烧开水，再将搅拌好的香蕉牛奶蛋液隔水蒸，大火蒸10分钟后关火，再闷5分钟即可。

功效 牛奶与鸡蛋同蒸，加入香蕉，不仅可为人体提供大量的蛋白质，还能增加矿物质钾、镁的摄入量，口感也很嫩滑。

问：妈妈多吃一点，胎宝宝会不会长得更快一些？

李大夫答：胎宝宝的生长发育速度是一定的，除非孕妈妈患有严重的营养不良，影响胎宝宝的生长发育。只要食物中含有基本的营养，胎宝宝不会因为妈妈吃什么、吃多少而改变正常的生长发育速度。所以，怀孕时不要吃太多，否则只能使自身体重快速增加，还可能导致妊娠糖尿病。而且需要剖宫产时，太胖也可能会影响手术。

问：几乎没什么妊娠反应，只是偶尔有轻微的恶心，是不是胎儿没有发育啊？

李大夫答：妊娠反应每个人都不一样，有的人可能整个孕期都会呕吐，也有的人并不呕吐。这和孕妈妈体内的孕期激素水平有关系，但并不能完全反映出胎宝宝发育的好坏。不需要因为自己反应不强烈而担心。如果实在放心不下，就提前去医院检查一下，做个B超就什么都清楚了。不过一般都没事，按要求去孕检就行。

问：我怀孕的头三个月就长了 4 千克，这要算在整个孕期体重增长里吗？

李大夫答：当然要算在整个孕期体重增长中，不能抛开。而且前期的胎宝宝长得很慢，这4千克差不多都长在你身上了，容易导致孕期肥胖。你要做的是去看营养门诊，开出营养餐单，合理控制饮食和体重，别让后几个月体重飞速猛增。

问：我就爱吃酸的，该怎么选择酸味食物呢？

李大夫答：很多新鲜的酸味蔬果都含有丰富的维生素C，可以增强母体的抵抗力，促进胎儿生长发育；酸奶富含钙、优质蛋白质、多种维生素和碳水化合物，还能帮助人体吸收营养，排泄有毒物质，很适合孕妈妈适量食用。

也有些"酸"的食物不太适合经常吃，如：人工腌制的酸菜、泡菜等，营养价值低，却可能含有较多致癌物质亚硝酸盐，不适宜孕妈妈食用。

孕中期
（孕 4~7 月）

胎宝宝生长加速期，
怎么补才跟得上

孕中期饮食总指导

孕妈妈和胎宝宝的情况

进入孕中期，胎宝宝也进入了急速生长期，大概会从 3 月末的 20 克左右的体重增长到 1000 克左右，所以这个阶段所需的营养逐渐多起来了。

与此同时，孕妈妈的子宫增大、乳房增大、体重增加，一般孕早期可能增重 0.8~2 千克，而孕中期则会增加 6.4 千克左右。孕妈妈也告别了初期的呕吐等不适反应，进入了相对比较舒服、胃口也好起来的阶段，但由于肠蠕动减弱、全身活动减少以及胎儿的压迫，容易造成便秘。

营养对策

1 孕妈妈胃口变好，食欲大增，但是也极易增重过多，导致肥胖、妊娠糖尿病、妊娠高血压等风险，所以饮食上要吃得够用，又不要过多。

2 胎宝宝生长发育很快，孕妈妈的饮食要相应增加热能以满足需要。

3 增加蛋白质的摄入量，尤其是优质蛋白质的比例要提高，以促进胎宝宝大脑和身体发育的需要。

4 孕中期开始，孕妈妈要储备热量为生产做准备，因此要保证脂肪的供给量。

5 适量的矿物质和维生素是孕妈妈和胎宝宝健康发育的必备物质，孕中期尤其容易出现缺铁、缺钙等症状，因此在均衡营养的基础上，要侧重补充钙、铁等元素，碘、锌等元素也要避免缺乏；叶酸要继续补，一直持续整个孕期。

孕中期的营养素需求量

种类	含量
蛋白质	70克
脂肪	占总热量20%~30%
碳水化合物	130克
维生素A	770微克
维生素D	10微克
维生素B_1	1.4毫克
维生素B_2	1.4毫克
维生素B_6	2.2毫克
叶酸	600微克
维生素C	115毫克
钙	1000毫克
铁	24毫克
碘	230微克
锌	9.5毫克
硒	65微克

孕中期每日食物构成

谷类、薯类及杂豆
250~400克

蔬菜
400~500克
（绿叶蔬菜占2/3）

水果
200~350克

鱼禽蛋肉
170~250克

大豆及坚果
25~35克

奶类及奶制品
300~500克

植物油
20~30克

盐
<6克

水
1500~1700毫升

注：1.鱼、禽、肉、蛋交替食用，每周至少吃1次动物内脏和动物血，以补充维生素A和铁；至少吃1次海产品，以补充碘、锌等微量元素。
2.控制盐的摄入，避免水肿。

李大夫特别叮嘱

孕妈妈吃点就饱怎么办

孕中期虽然不呕吐，但是随着子宫增大，胃部受到挤压，孕妈妈总是感觉胃口挺好的但吃点就胀满，那就要采取少吃、勤吃的策略了，既保证营养素摄入，又减少胃部不适。

协和孕中期一日带量菜谱推荐

餐次	食物	原料	量/克	热量/千卡	蛋白质/克	脂肪/克	碳水化合物/克
早餐	拌蔬菜	胡萝卜	50	17.8	0.5	0	3.8
		菠菜	50	10.7	1.3	0	1.3
	牛奶	牛奶	250	135.0	7.5	7.5	7.5
	燕麦粥	燕麦片	75	275.3	11.3	5.3	46.5
	煮蛋	鸡蛋（白皮）	60	72.0	6.8	4.7	1.0
上午加餐	橘子	橘子（福橘）	200	60.3	1.3	0	13.4
午餐	金银卷	小麦粉（标准粉）	76	261.4	8.4	1.5	54.7
		玉米面（白）	37	125.8	3.0	1.5	24.8
	里脊炒油菜	香菇（鲜）	50	9.5	1.0	0	1.0
		猪肉（里脊）	50	77.5	10.0	4.0	0.5
		花生油	5	45.0	0	5.0	0
		油菜	50	10.0	0.9	0	1.3
	芹菜豆干	花生油	5	45.0	0	5.0	0
		豆腐干	25	35.0	4.0	1.0	2.8
		芹菜（白茎,旱）	50	4.6	0.3	0	0.7
下午加餐	饼干	饼干	25	108.3	2.3	3.3	17.8

（参考：协和医院营养餐单）

（身高160~165厘米，孕前体重55~60千克的孕妈妈，孕中期食谱举例）

续表

餐次	食物	原料	量/克	热量/千卡	蛋白质/克	脂肪/克	碳水化合物/克
早餐	荞麦米饭	大米	76	263.0	5.3	0.8	58.5
		荞麦	37	120.0	3.3	0.7	24.4
	清炒西蓝花	西蓝花	100	27.4	3.3	0.8	2.5
		花生油	5	45.0	0	5.0	0
	柿椒鸡丝	青椒	100	18.0	0.8	0	3.3
		鸡胸肉	50	66.5	9.5	2.5	1.0
		花生油	5	45.0	0	5.0	0
晚上加餐	龙须面	鸡蛋（白皮）	25	30.0	2.8	2.0	0.4
		小面粉（标准粉）	50	172.0	5.5	1.0	36.0
		菠菜	20	4.3	0.5	0	0.5
合计				2084.4	89.8	56.6	303.7

不当"糖妈妈"该怎么吃

胎宝宝：能看出性别了

1. 胎宝宝膀胱功能已逐渐增强，常会有排泄小便的行为。

2. 能够分辨出性别，男宝宝的外生殖器已凸出，女宝宝卵巢开始形成。

3. 胎宝宝的成长速度越来越快，骨骼发育得更加完善，胎宝宝头上发旋的位置与纹路也开始形成。

4. 胎宝宝大约 11 厘米，身体内外的构造更加完整，眼球会动，并开始频繁地活动，有些孕妈妈会感觉到胎动。

孕妈妈：进入舒适的孕中期

1. 孕妈妈的食欲开始增加，口味也会发生一些变化，可能孕前不喜欢吃的东西现在一下子又想吃了。

2. 此时，孕妈妈的子宫已经长到小孩的头一样大小，妊娠反应逐渐消失，但是可能会出现白带增多、腹部沉重感、尿频等情况，妊娠斑也越发明显。因为胎盘的发育完成，流产的可能性会大大减少，现在是较舒服的孕中期了。

胎宝宝所需的重点营养

重点营养	胎宝宝的情况	食物来源
锌	生殖器官迅速发育，锌可以很好地促进生殖器官发育	牡蛎、瘦肉、鱼类、蛋黄、花生
钙、磷、维生素D	骨骼正在迅速发育，钙、磷、维生素D对骨骼发育有好处	钙：牛奶及奶制品、虾皮、芝麻
		磷：虾皮、鱼类
		维生素D：猪肝、蛋黄、乳酪、鱼肝油
B族维生素、维生素A、脂肪	可以做许多动作和表情，大脑正快速发育，这些营养素有助于大脑的发育	B族维生素：燕麦、酵母、糙米
		维生素A：胡萝卜、豆类及豆制品、动物肝脏
		脂肪：各种植物油、花生等坚果

孕妈妈所需的重点营养

重点营养	孕妈妈的情况	食物来源
蛋白质	子宫和乳房不断增大，补充蛋白质有助于肌肉组织的增长	鱼类、蛋类、瘦肉类、豆类及豆制品
维生素C、维生素E	随着胎宝宝的快速发育，孕妈妈可能会出现妊娠纹或者妊娠斑，补充这些营养素可增加皮肤肌肉弹性	维生素C：番茄、橙子、猕猴桃
		维生素E：玉米、腰果、橄榄油

养胎饮食指南

每天增加 300 千卡热量

为了胎宝宝的成长，孕妈妈需适当增加热量。中国营养学会推荐孕妈妈在孕中期每天宜增加 300 千卡的热量。300 千卡只需比平时每天多吃以下食物：

300千卡≈　1碗杂粮饭（200克）　＋　1个鸡蛋　＋　3颗板栗

胎儿甲状腺开始发育，不要缺碘

在怀孕第 14 周左右，胎宝宝的甲状腺开始发育。而甲状腺需要碘才能发挥正常的作用。孕妈妈如果碘摄入不足的话，胎宝宝出生后甲状腺功能低下，会影响中枢神经系统，特别是大脑的发育。

孕妈妈每天宜摄入 230 微克碘。鱼类、贝类和海藻类等海产品是含碘比较丰富的食物，孕妈妈适宜多食。一般孕妈妈只要坚持食用碘盐，同时每周吃 1~2 次海带、紫菜、虾等海产品，就基本能保证足够的碘摄入了。

缺碘、碘补过了都不好，一般来说，如果孕妈妈不缺碘，就不用特别补。

从现在开始少吃盐，避免中晚期水肿

正常人每天的食盐建议摄入量是 6 克内，孕妈妈可以在此基础上降低到 5 克内，而对于孕前就有高血压的孕妈妈来说，更要减少食盐用量。减少吃盐不仅要控制饮食中的烹调用盐，还应留意一些食物中的隐形盐。

吃深色蔬果，摄取更多营养

蔬果具有低热量、低脂肪、高膳食纤维、高维生素和矿物质的特点，孕妈妈经常吃蔬果有利于预防孕期并发症，尤其是深色蔬果含有更多的营养物质，如花青素、番茄红素等，可以帮助孕妈妈预防妊娠斑。常见的深色蔬果有葡萄、桑葚、草莓、芒果、菠菜、紫甘蓝、胡萝卜等。

增加蛋白质摄入量，每天达到 70 克

中国营养学会推荐蛋白质应占到总热量的 10%~15%，孕妇应适当增加。孕中期蛋白质每日需要量要达到 70 克。当然，由于身高体重的差异，每位孕妈妈的蛋白质需求量并不完全相同。

优质蛋白质的动物性食物来源

- 动物性食物中的肉、禽、鱼、蛋、奶及奶制品都是蛋白质的良好来源，能提供人体必需的氨基酸。
- 肉类建议多吃瘦肉，不要吃肥肉。还可选鸡、鸭、鱼等。一周要吃 1~2 次深海鱼，比如三文鱼、秋刀鱼等富含 DHA 的鱼类，有利于胎宝宝大脑的发育。
- 乳制品应选择牛奶、酸奶，还可以适当选用孕妇奶粉。

优质蛋白质的植物性食物来源

- 植物性食物中的豆类、坚果、谷类等也含有蛋白质，其中黄豆及其制品中的蛋白质可提供人体所需的必需氨基酸。
- 其他植物性蛋白质不能提供全部的必需氨基酸，不同类别的食物混合食用可以实现互补。

一般来说，孕中期每天吃 2 份动物蛋白、1 份植物蛋白，即可满足蛋白质需要。

一天蛋白质
需求量≈

75克猪里脊　　250克牛奶　　75克三文鱼　　100克豆腐　　300克五谷杂粮

一定要
重点看

控制总热量，避免
肥胖和妊娠糖尿病

均衡饮食，控制体重

通过饮食摄入的总热量是影响血糖变化的重要因素，所以孕妈妈必须限制每日从食物中摄入的总热量，要做到控制进食量、少吃肉、多吃蔬菜、适当吃水果。

不要进食含糖高的食物，含糖高的食物进食过多可导致血糖过高，加重糖尿病的病症或增加巨大儿的发生率。一般每日每千克体重需要热量为30~35 千卡。最好让医院的营养师根据你个人的情况制订适合自己的食谱。

主食类的食物要限制。如米、面、薯类食物，每日在250克左右。

蛋白质的供给要充足。动物性蛋白质选择瘦畜肉、鱼肉、去皮禽肉等，并且不过量。另外要多吃一些豆制品，增加植物性蛋白质。

避免高脂膳食。高脂饮食是诱发妊娠糖尿病的关键因素，食用油应选择富含不饱和脂肪酸的橄榄油、亚麻子油等，每天控制在25~30克，饱和脂肪酸的摄入量不超过脂肪摄入总量的1/3，少吃或不吃动物性脂肪。

补充维生素和矿物质。多吃一些蔬菜补充维生素，经常吃一些含铁和含钙高的食物，如牛奶、鱼、瘦畜肉、动物肝脏以补充矿物质。

选择低生糖指数食物

高生糖指数食物会刺激胰岛分泌更多的胰岛素，孕妈妈如果长期进食高生糖指数食物，会使胰岛 β 细胞功能的代偿潜能进行性下降，最后不能分泌足够的胰岛素使血糖维持在正常范围，从而发生妊娠糖尿病。

低生糖指数食物

- **谷类：** 如煮过的整粒小麦、大麦、黑麦，黑米、荞麦、玉米等制作的粗粮食品。
- **干豆：** 绿豆、豌豆、红豆、蚕豆、鹰嘴豆等。
- **奶类及奶制品：** 几乎所有的奶类及奶制品生糖指数都很低，如牛奶、脱脂牛奶、
- 酸奶等。
- **水果类：** 含果酸较多的水果，如苹果、桃、猕猴桃、柑橘、葡萄、梨等。
- **蔬菜：** 蔬菜基本都是低生糖指数食物，尤其是叶菜类和茎类蔬菜，如菠菜、芹菜、莴笋等。

避免过量吃甜食

甜食含有大量蔗糖、葡萄糖，比如巧克力、冰激凌、月饼、甜饮料等。吃了这些食品，糖分会很快被人体吸收，血糖陡然上升并持续一段时间（维持时间较短），造成血糖不稳定或波动，长期食用这些食物还会导致肥胖。所以"糖妈妈"忌大量吃甜食。

多吃富含膳食纤维的食物

在可摄取的分量范围内，多摄取高膳食纤维食物，如以糙米饭或五谷米饭代替白米饭，增加蔬菜的摄取量，多吃低糖新鲜水果，不喝甜饮料等，有助于平稳血糖。

吃零食要有节制

从饮食方式上说，不能无节制地吃零食，尤其是糖果、点心、冰激凌等甜食，因为过量的糖进入身体会导致血糖快速升高，并导致孕妈妈或胎宝宝肥胖。所以千万不要为了饱口福而随心所欲地吃。喜欢吃零食的孕妈妈可以每天吃一小把坚果种子类食物，如核桃、杏仁等，这些食物富含不饱和脂肪酸，可以减少对葡萄糖的过多吸收，有助于稳定血糖水平，还有助于胎宝宝大脑发育。

孕 4 月优选食物

西蓝花

富含胡萝卜素、维生素C、硒、类黄酮等，能促进胎儿心脏的健康发育，还能增加孕妈妈的免疫力。

燕麦

富含膳食纤维、β 葡聚糖和 B 族维生素。孕妈妈日常饮食中加入燕麦等粗粮，还能有效降低餐后血糖，预防妊娠糖尿病。

绿豆

属于低生糖指数食物，富含膳食纤维、蛋白质、钾和钙，可预防孕期便秘、妊娠糖尿病，夏季喝绿豆汤能消暑止渴。

鳕鱼

富含优质蛋白质和DHA、维生素 D 等，有利于促进胎宝宝骨骼和大脑的发育。

花生

富含蛋白质、锌、脂肪，对于宝宝大脑等的发育很有好处。

橙子

橙子中含有丰富的维生素 C、果酸，可以提高食欲、健胃，和富含铁的肉类同食能促进铁吸收。

孕4月营养食谱

田园蔬菜粥 清淡易消化

材料 大米100克，西蓝花、胡萝卜、蘑菇各40克。

调料 盐1克，肉汤500克。

做法

1 西蓝花洗净，掰成小朵；胡萝卜洗净，去皮，切丁；蘑菇去蒂洗净，切片；大米淘洗干净。

2 锅置火上，倒入肉汤和适量清水大火烧开，加大米煮沸，转小火煮20分钟，下入胡萝卜丁、蘑菇片煮至熟烂，倒入西蓝花煮3分钟，再加入盐拌匀即可。

功效 这款粥可为孕妈妈提供丰富的维生素C、胡萝卜素以及钙、锌、膳食纤维等营养，开胃、清淡、易消化。

清蒸鳕鱼 促进宝宝视力发育

材料 鳕鱼块500克。

调料 葱段、花椒粉、盐、料酒、酱油、水淀粉各适量。

做法

1 鳕鱼块洗净，加盐、花椒粉、料酒抓匀，腌渍20分钟。

2 取盘，放入鳕鱼块，送入烧沸的蒸锅蒸15分钟，取出。

3 锅置火上，倒入适量油烧至七成热，加酱油、葱段炒出香味，淋入蒸鳕鱼的原汤，用水淀粉勾芡，淋在鳕鱼块上即可。

问：很多孕妈妈 3 个月以后就不吐了，为什么我反而吐得更厉害了？

李大夫答：孕妈妈在怀孕的早期会出现如食欲缺乏、呕吐等早孕反应，这是孕妈妈特有的正常生理反应，通常会在孕12周左右自行缓解。但也有的孕妈妈会出现孕吐提前开始、迟迟不消退的情况，如果呕吐不是特别严重，都是正常的。

如果呕吐、恶心严重，建议到医院检查，排除是否有其他病理情况。柠檬汁、土豆、苏打饼干等食物对孕吐有改善作用。

问：可以喝点蜂王浆进补吗？

李大夫答：孕早期，很多孕妈妈由于妊娠反应比较严重，营养吸收也少，因此到了孕4月，就希望通过一些营养保健品把流失的营养补回来。但孕妈妈最好还是以食补为主，不要随便选择营养保健品。

蜂王浆含有激素类物质，可能不利于胎宝宝正常生长。但蜂蜜可促进消化吸收，增进食欲，镇静安眠，提高机体抵抗力。喝点蜂蜜对孕妈妈和胎宝宝是有好处的。只是蜂蜜不宜多吃，每天不宜超过一大勺，约20克。

问：有必要吃铁剂吗？

李大夫答：补铁首选应该以食补为主，是否需要服用铁剂，需要根据个人情况而定。孕期铁的需要是不均匀的，80% 以上的增加是在孕晚期，所以建议孕中期检查是否贫血，如果贫血，那就要及时补充和治疗。另外，孕前就贫血的孕妈妈最好根据医嘱补充适量的铁剂。

问：无糖饮料能喝吗？

李大夫答：很多所谓的无糖饮料，其实是用人造甜味剂（如阿斯巴甜）代替了糖，很多人以为这种饮料会比含糖饮料更健康。然而最新研究表明，如果孕妈妈大量饮用这种饮料，可能会引起早产。

问：孕妈妈可以吃冷饮吗？

李大夫答：孕妈妈是否能吃冷饮，是因人而异的，不能一概而论。冷饮并不能真正降低体温（除非吃得特别多），也不会影响血液循环，所以对孕妈妈和胎宝宝的健康影响不大。只是有些孕妈妈吃冷饮会刺激肠胃，造成胃部不适。

如果孕妈妈孕前经常吃冷饮，可以少量吃一些，而孕前就极少吃冷饮的孕妈妈最好不吃，对低温特别敏感的孕妈妈更要注意。

问：我一般吃主食比较多，菜吃得少，会影响健康吗？

李大夫答：有些孕妈妈就喜欢吃面食、米饭等主食，一饿就想吃这类食物，因为主食类往往比较顶饿。光吃主食营养比较单一，还容易导致肥胖，可以少食多餐，每顿饭摄入适量主食，并且增加新鲜蔬菜的量，注意均衡饮食，比如用有蔬菜、肉类的三明治代替单一的面包、糕点等。

问：坚持吃核桃对宝宝很好，但我不喜欢吃怎么办？

李大夫答：这个月胎宝宝的大脑细胞依然处于快速发育期，核桃富含不饱和脂肪酸，对胎宝宝的大脑发育非常有利，而且核桃还富含维生素E，有安胎的功效。核桃虽好，但也不是所有人都喜欢它的味道，尤其是生核桃有点涩味。如果不喜欢直接吃核桃，可以选择别的坚果代替，如花生、瓜子、腰果等。也可以将核桃和其他豆类、花生、芝麻一起打成豆浆喝。

问：我是个爱美的孕妈妈，总是担心怀孕后产生妊娠纹，有什么预防的食物吗？

李大夫答：妊娠纹通常是怀孕4个月之后逐渐出现的，想要预防，孕妈妈一定要把握先机，在孕中期就开始预防。前期要控制体重，不要增重太多。另外，维生素C能增加细胞膜的通透性和皮肤的新陈代谢功能，淡化并减轻妊娠纹，因此孕妈妈可以多吃富含维生素C的食物，如猕猴桃、鲜枣、橘子、胡萝卜等。维生素E也有滋润皮肤的作用，平时可适量摄入坚果、橄榄油等。

孕**5**月 促进胎宝宝骨骼发育应该怎么吃

胎宝宝：长头发了

1. 大脑：仍在发育着。
2. 头发：长了一层细细的异于胎毛的头发。
3. 眉毛：开始形成。
4. 胎盘：直径有所增加。
5. 四肢：骨骼和肌肉发达，胳膊和腿不停地活动着。

孕妈妈：很显肚了

1. 乳房不断增大，乳晕颜色继续加深。乳房分泌浅黄色液体，为哺乳做准备。
2. 臀部更加丰满，外阴颜色加深。
3. 子宫如成人头部大小，下腹部明显隆起。
4. 子宫底的高度约与肚脐平。

胎宝宝所需的重点营养

重点营养	胎宝宝的情况	食物来源
钙、蛋白质、脂肪	胎宝宝这个阶段开始储备皮下脂肪，需要补充大量的蛋白质、钙和脂肪	脂肪：瘦肉、去皮禽肉、鱼、虾、坚果
		蛋白质：瘦肉、去皮禽肉、鱼、虾、大豆及豆制品、蛋类
		钙：奶类及奶制品、蛋类、肉类、虾皮
B 族维生素、维生素A	听力形成，视网膜开始形成，对强光有反应，补充B族维生素、维生素A有利于宝宝的眼耳发育	B 族维生素：燕麦、酵母
		维生素A：胡萝卜、绿叶蔬菜、动物肝脏等

孕妈妈所需的重点营养

重点营养	孕妈妈的情况	食物来源
蛋白质、维生素C、膳食纤维	缓解孕期牙龈出血、便秘等问题	蛋白质：鱼类、蛋类、瘦肉类、豆类及豆制品
		维生素C：柑橘、柚子、小白菜
		膳食纤维：全谷类、坚果种子类、新鲜蔬果
叶酸、铁	避免孕妈妈出现贫血	叶酸：绿叶蔬菜，比如菠菜、芹菜、油麦菜等，以及橘子、橙子等柑橘类水果
		铁：动物肝脏、动物血、瘦肉、蛋黄、鱼

养胎饮食指南

注意摄入钙和维生素 D，促进胎儿骨骼发育

到了孕中期，胎儿的骨骼和牙齿等发育都需要钙的支持，孕妈妈对钙的需求量也增长为每天 1000 毫克。此时每天除了喝 300 克鲜奶或酸奶补钙外，还可以适量摄入豆制品、坚果等。

另外，在孕中期，如果孕妈妈已经补充了复合营养素片，没有出现任何不适症状，就不需要单独补钙。但是，如果出现了小腿抽筋、牙齿松动、妊娠高血压综合征、关节疼痛、骨盆疼痛等症状，那就需要有针对性地补钙了。

注意钙与磷的摄入比例

钙和磷是构成胎儿骨骼和牙齿的重要物质。在妊娠中期，胎儿骨骼和牙齿开始发育，这时需要补充大量的钙、磷和维生素 D。一定要注意钙和磷的摄入比例。

如果孕妈妈钙和磷摄取比例不当，胎儿出生后就有可能患佝偻病和软骨病，婴儿出牙时间延迟，容易发生龋齿。

含钙、磷的食物有奶及奶制品、海带、黄豆、木耳、花生、动物肝脏以及鱼虾类。绿色蔬菜也可以弥补钙和磷的不足。必要时还可用钙片和鱼肝油来补充。

控制热量摄入，避免体重增长过快

大多数孕妈妈胃口会突然变大，饥饿感总是如影随形。不过，不要因为胃口开了，饮食就毫无顾忌了，不能过量进食，特别是高糖、高脂肪食物，如果此时不加限制，会使胎儿生长过大，给以后的分娩带来一定困难。

孕中期，热量摄取仅比孕前多 300 千卡（约为 200 克牛奶和 50 克肉蛋的量），其中，蛋白质要增加 15 克，也就是鸡蛋、肉类、豆制品等蛋白质类食物总量每天增加 50 克即可。

供给好脂肪，促进胎宝宝器官发育

脂肪是促进人体生长发育和维持身体功能的重要物质。胎宝宝大脑和身体其他部位的生长发育都需要脂肪酸。尤其是胎宝宝的大脑，50%~60% 由各种必需脂肪酸构成。

在摄入脂肪时，应以植物性脂肪为主，多吃豆类、坚果等；适当食用动物性脂肪，如瘦肉、动物内脏、奶类等，避免食用肥肉、鸡皮、鸭皮等。

多吃高锌食物，避免胎儿发育不良

锌是体内 100 多种酶的组成成分，参与体内热量代谢，与蛋白质的合成密切相关。胎儿缺锌会影响大脑发育和智力，出现低体重，甚至畸形。

以牡蛎含锌量最高，其他海产品和肉次之。含锌比较高的植物性食物有黑芝麻、糯米、黄豆、毛豆、紫菜等；动物性食物有猪心、猪排、猪腿肉、猪肝等。

增加维生素 A 或 β - 胡萝卜素的摄入，促进胎儿视力发育

维生素 A 对胎宝宝的视力发育、皮肤发育、抵抗力提升等关系密切。孕中期每天摄入量为 770 微克。动物性食物如动物肝脏、动物血、肉类等不但维生素 A 含量丰富，而且能直接被人体吸收，是维生素 A 的良好来源。

β - 胡萝卜素在体内可以催化生成维生素 A，在红色、橙色、深绿色植物中广泛存在，所以西蓝花、胡萝卜、菠菜、南瓜、芒果等也是维生素 A 的一个重要来源。

1根胡萝卜（约100克）
含有4107微克胡萝卜素

1/10个猪肝（约100克）
含有4972微克维生素A

一定要重点看

体重增长偏慢的孕妈妈怎么进食

怀孕之后，体重增长是必然的，由于胎儿依靠胎盘获取营养，如果母亲没有获得足够的体重，那宝宝就有可能出现营养不良、生长迟缓等，因此可以说，孕妈妈的体重增长在一定程度上反映了胎宝宝的生长发育情况。

对于体重增长不满意的孕妈妈要从以下几方面来调整饮食，使体重合理增长。

适当增加总热量

体重偏低的孕妈妈要考虑增加总热量的摄入，尤其是增加碳水化合物的摄入量。主食一天不少于 250 克，粗细粮搭配，品种多样，比如八宝饭或杂豆饭。

少食多餐，适当加餐

体重增长过慢而食欲不好的孕妈妈应多次进餐，通过增加餐次，增加食物总的摄入量。各类营养素都要适当均衡地增加摄入量。

保证足够的优质脂肪

孕妈妈自身的身体变化和胎宝宝的生长发育都要消耗大量热量，而胎宝宝的大脑发育，以及脂溶性维生素的吸收与利用都需要脂肪的参与，因此体重增长慢的孕妈妈要适量增加脂肪摄取，但不要盲目选择高脂肪食物，以免导致肥胖。

要多摄取含不饱和脂肪酸的食物，如鱼虾贝类、禽肉、蛋、坚果等，食用油选择橄榄油、花生油、大豆油、葵花籽油等，少吃饱和脂肪酸含量高的食物，如奶油、油炸食品、肥肉、黄油等。

晨宝朵妈经验谈

怀两个宝宝，我孕期增重23千克

我怀孕的时候也了解到，怀双胞胎的孕妈妈如果体重增加不足，早产的概率就很大，所以我整个孕期都很注意体重，事实证明增长23千克是不错的成绩。虽然我服用了膳食补充剂，但是我还是以饮食调理为主，我基本上做到了粗细搭配、少食多餐、蔬菜和水果吃得足的，同时我每天会进行不少于半小时的轻微运动。

新鲜蔬果摄入要充分

新鲜的蔬菜和水果富含维生素，可以增强母体的抵抗力，促进胎儿生长发育，还能缓解孕吐，孕妈妈要适当多吃。此外，也可以将蔬菜和水果搭配起来打成果蔬汁饮用。

可适当增加健康零食

为了宝宝健康，孕妈妈不得不放弃平时心爱的零食。其实，孕妈妈时常会觉得饥饿难耐，营养和胃口要得到保证，需要一定的零食储备，还可以喝些孕妇奶粉。但是，体重不达标的孕妈妈千万不要靠吃甜食来增重。

在选择零食的时候，需要把握几个原则：

- 低脂、低糖、低盐。
- 营养丰富，含有叶酸、钙、铁、锌、脂肪酸和膳食纤维等。
- 天然、新鲜，不含太多的防腐剂。

健康的零食也可以为孕妈妈补充营养，为孕妈妈推荐几样零食：

酸奶
富含钙质、蛋白质和膳食纤维

麦片
富含碳水化合物和膳食纤维

坚果
含有丰富的矿物质、不饱和脂肪酸，可降低心脏病患病率。核桃、板栗等都是很好的选择

葡萄干
能补气血，利水消肿，含铁量丰富

红枣
含有丰富的维生素 C 和铁，可很好地补益气血

全麦面包
能提供丰富的碳水化合物和膳食纤维

海苔
富含碘、铁、锌及多种维生素

孕 5 月优选食物

小米

B 族维生素、胡萝卜素和铁的含量很丰富，有利于预防孕妈妈的贫血症状，有助于胎宝宝的器官发育。

芹菜

芹菜富含维生素C、钾和膳食纤维，有助于帮助孕妈妈预防和缓解孕期便秘和妊娠糖尿病。

猪肝

铁和维生素 A 的含量十分丰富，适量食用，可以避免孕妈妈出现孕期缺铁性贫血症状。

海带

海带富含碘、钾、铁等矿物质，还富含维生素 B_2，非常有利于胎宝宝的器官和视力发育。

腰果

富含脂肪、蛋白质和钙、磷、铁等矿物元素，有助于胎宝宝的肌肉、骨骼、大脑的发育。

豆芽

含有丰富的植物蛋白质、叶酸、维生素C及钙，有利于为孕妈妈补充营养，也有助于胎宝宝骨骼和大脑的发育。

孕5月营养食谱

西芹腰果 润肠通便

材料　西芹250克，腰果40克。

调料　盐2克，葱花、姜丝各5克。

做法

1 油锅烧至四成热，放入腰果，炸至微微变黄，捞出、沥油、凉凉后备用；西芹择洗干净，切段。

2 油锅烧至六成热，放入葱花、姜丝，炒出香味后捞出。

3 快速放入西芹段、腰果、盐，略微翻炒，快速出锅装盘。

功效 西芹可以通便排毒，还能维持体内的钙钾平衡，防止妊娠高血压；腰果富含不饱和脂肪酸和硒，可润肠通便、促进胎宝宝大脑发育。

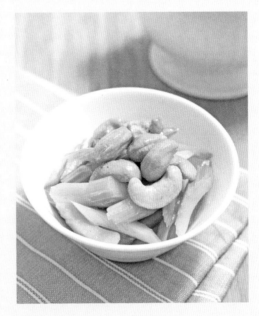

海带腔骨汤 补碘又清肠

材料　腔骨500克，水发海带50克，枸杞子5克，红枣20克，水发香菇3朵。

调料　姜片、盐各4克，料酒、醋各10克，香油少许。

做法

1 将腔骨洗净，剁块，焯烫，捞出；香菇洗净，去蒂，切片；枸杞子、红枣洗净；海带洗净，切段。

2 将材料（除枸杞子）放锅中，加姜片、料酒大火煮开后改小火慢炖，直至快熟时放枸杞子、盐、醋继续煮至熟时关火，淋香油即可。

功效 海带含钙、碘丰富，腔骨富含蛋白质、铁和钙，适合孕期女性补钙补碘，有利于宝宝的智力发育。

问：如果经常觉得饿，可以吃什么？

李大夫答：大多数孕妈妈此时胃口会变大，饥饿感总是如影随形。不过，不要因为胃口开了，饮食就毫无顾忌了，不能过量饮食。孕中期，热量摄取仅比之前多了300千卡。如果担心摄入热量过多，可以选择低脂肉类和脱脂牛奶，还可以用水果、全麦面包来代替点心、泡面。不仅不会使体重增加过快，还会让胃比较舒服。

孕中期体重增长每月低于1千克或高于3千克都是不适当的，孕妈妈可以自己监测体重。

问：我每次产检时，体重都很标准，吃东西时是否不用太控制？

李大夫答：怀孕后比平时容易得糖尿病，虽然检查时体重标准，但是如果敞开吃，也同样会加大血糖增高的风险。不仅如此，如果孕妈没有节制地吃，不注意控制自己的体重，还会增加其他妊娠并发症的发病率；或者不小心吃了孕期禁忌的食物或不干净的食物，也会引起胃肠症状的发生。

问：做 B 超显示胎宝宝比实际孕周小，怎么办？

李大夫答：在产检时，经常会遇到胎宝宝相对于月份来说体重较轻，排除一些感染或者染色体影响问题，如果孕妈妈体重增长不达标，食欲也不好，就要进行膳食调整。如果孕妈妈平时主食摄入过少或蛋白质和脂肪摄入得少，也可能影响孩子的生长发育，要有针对性地增加这类食物的摄入。

如果体重增长正常，体重也比较合理，就有可能是遗传因素导致胎宝宝偏小，如父母双方有一方体形瘦小，孕妈妈不用担心。还有可能是胎盘功能不良，胎宝宝得不到充足的营养，这种情况医生会安排治疗。

问：在外面用餐时要怎么点菜？

李大夫答：同学聚会、朋友聊天、工作上需要和客户沟通，都有可能会在外就餐。孕妈妈在外就餐要多加注意。餐馆里的饮食虽然可能比家里的饭菜香，但往往油脂和盐都会比较多。因此，最好不要经常去，即使非去不可，孕妈妈在点菜的时候要注意除了肉类食品外，应该点一些豆腐、青菜和水果沙拉作为配餐，保证营养均衡。

问：体重增加过多就要节食吗？

李大夫答：虽然孕期体重增加过多会增加患高血压和巨大儿的可能性。但是也不要进入饮食的误区，靠节食来减缓体重增长的速度。正确的方法是，请医生给你一些均衡饮食的建议，科学进餐，适当运动，使自己达到标准体重。

问：孕期上火便秘怎么办？

李大夫答：到了孕中期，孕妈妈胃口开始好转，有些孕妈妈便不忌口，大吃大喝，很容易引起上火，造成便秘，以下这些办法都可以帮你应对上火的问题：

适当多吃蔬菜、水果，如猕猴桃、草莓、火龙果、梨等水果，以及番茄、芹菜、圆白菜等富含膳食纤维的蔬菜，有助于排便；自制的饮品健康又促便，如蜂蜜柚子茶，可以在家自制一些类似的饮品。

问：出现水肿怎么办？

李大夫答：很多孕妈妈到了孕中晚期会出现下肢水肿的现象，这是血管内的液体成分渗出血管，积聚在组织间隙中造成的，一般出现在脚踝、脚背和小腿，产后会自行恢复。为缓解水肿，孕妈妈可以每天进食一些利尿消肿的食物，如冬瓜、黄瓜、红豆等，以改善症状。同时一定少吃盐，也不要喝过量的水。

孕**6**月 孕妈妈血容量增加，避免贫血怎么吃

胎宝宝：外观更接近出生的样子

1.大脑：快速发育，皮层褶皱并出现沟回，以给神经细胞留出生长空间。

2.脐带：胎宝宝好动，有时会缠绕在身体周围，但并不影响活动。

3.皮肤：有褶皱出现。

4.肺泡：开始形成。

5.手脚：在神经控制下，能把手臂同时举起来，能将脚蜷曲起来以节省空间。

6.活动增多：胎宝宝的活动越来越频繁，并且开始出现吞咽反应。

孕妈妈：身材更加丰满

1.孕妈妈身体越来越笨，子宫也日益增大压迫到肺，孕妈妈在上楼时会感觉到吃力，呼吸相对困难。

2.上围越来越丰满，此时，需要对乳头进行适当的按摩。

3.小腹明显隆起，一看就是孕妇的模样了。

4.偶尔会感觉腹部疼痛，是子宫韧带被牵拉的缘故。

胎宝宝所需的重点营养

重点营养	胎宝宝的情况	食物来源
DHA	胎宝宝的大脑发育迅速，DHA能促进脑细胞分化	各种深海鱼类和核桃、腰果等坚果类
牛磺酸	胎宝宝神经系统以及视网膜的发育都需要牛磺酸的参与	海鱼、贝类，如墨鱼、章鱼、虾、牡蛎、蛤蜊等

孕妈妈所需的重点营养

重点营养	孕妈妈的情况	食物来源
维生素C等各种维生素	容易出现妊娠斑，多摄取维生素C可以防止妊娠斑的出现	各种新鲜的蔬菜和水果
铁	孕妈妈自身血容量的增加和胎宝宝的发育都需要大量的铁	畜肉、动物肝脏、动物血、芝麻酱等

李大夫特别叮嘱

孕中期要避免发生静脉曲张

怀孕后，子宫和卵巢的血容量增加，以致下肢静脉回流受到影响，进而产生静脉曲张。防治静脉曲张，孕妈妈要避免体重增加太多，不要久站或久坐，不宜穿紧口袜，可以选医用弹性袜，还要每天坚持散散步，有利于全身血液的循环，能有效预防静脉曲张。

养胎饮食指南

适当吃猪肝等高铁食物，避免孕期贫血

孕中期开始，血容量迅速增加，一直到 33 周时达到高峰，因此孕妈妈对铁的需求量大增，此时每日铁的摄入量应达到 24 毫克，不然很容易发生贫血，影响母胎健康。

猪肝补铁效果好，为使猪肝中的铁更好地被吸收，建议孕妈妈食用猪肝坚持少量多次的原则，每周吃 1~2 次，每次吃 30~50 克。但一定要购买来源可靠的猪肝，烹调时一定要彻底熟透再吃。此外，瘦肉、蛋类以及绿叶蔬菜、木耳、海带、豆制品等也都是铁的好来源。

正确吃蔬菜，最大化吸收各种维生素

蔬菜称得上是维生素和矿物质的宝库，但是其所含的营养，尤其是水溶性维生素，遇水、遇热、遇空气极易流失，致使孕妈妈明明吃了很多蔬菜仍可能不足。其实要想最大化保留营养，就要在烹调过程中注意方法。

先洗再切	蔬菜洗后再切可以避免水溶性维生素从切口流失，还要注意现吃现做，别提前切好放置太久，这样会造成营养素的流失。
某些蔬菜最好先焯水	菠菜、苋菜、莴笋等草酸含量较高，会妨碍体内铁、钙等的吸收，食用前先焯烫一下可去除大部分草酸。
尽量切大块	蔬菜切得越细碎，烹调的时候流失营养的缺口就越多，因此为了更好地保存营养，尽量切大块。
大火快炒	炒的时候要急火快炒，减少加热时间过长造成的营养流失，炒好立即出锅。

多吃深海鱼补充 DHA，胎宝宝更聪明

鱼类中含有优质蛋白质，以及 DHA、EPA、卵磷脂等，有益于胎宝宝的大脑发育，普通鱼类如鲈鱼、草鱼以及三文鱼、鳗鱼、鳕鱼等深海鱼类都是很好的选择。孕妈妈的饮食中应该保证鱼类的摄入每次在 40~75 克，每周 2~3 次。体重增加过多的孕妈妈甚至可以适当减少畜肉的摄入，代之以鱼肉。孕妈妈吃鱼以清蒸最好，可避免油腻，也可炖汤，但要少放调料，清淡为好。

补充牛磺酸，促进胎宝宝大脑和视网膜发育

牛磺酸是一种氨基酸，能提高视觉功能，促进视网膜的发育，同时促进大脑生长发育。当视网膜中缺少牛磺酸时，就会导致视网膜功能紊乱，不利于胎宝宝视力的发育。建议孕妈妈经常吃些富含牛磺酸的食物，有牛肉、青花鱼、沙丁鱼、虾等。

早餐一定不能省，重量更重质

早餐是睡醒后的第一餐，应占全天总热量的 30%，孕妈妈一定要吃，并且一定要吃好，以免引起低血糖等不良反应。

高品质的早餐应该富含碳水化合物、蛋白质、维生素和矿物质这四大类营养素，可以让孕妈妈整个上午都精力满满，胎宝宝自然也能获取更好的营养。

主食	肉、蛋、奶、豆制品	蔬菜水果	坚果
提供碳水化合物，给孕妈妈提供热量、稳定血糖	富含蛋白质及不饱和脂肪酸，是胎宝宝长骨骼、长大脑等必不可少的物质	富含维生素、植物化学物、膳食纤维等，可促进宝宝发育，帮助孕妈妈通便	富含矿物质和不饱和脂肪酸，促进胎宝宝大脑发育

素食孕妈妈怎么吃

素食孕妈妈因为不吃肉、禽肉、鱼类等，容易造成蛋白质、维生素 B_{12}、多不饱和脂肪酸、铁等营养素的缺乏，因此饮食合理搭配，食用不同种类、适量的食物来摄取相应的营养特别重要。

摄入多种谷物和薯类

谷物和薯类不仅富含碳水化合物，提供热量，还富含 B 族维生素、矿物质和膳食纤维，每天摄入总量要达到 250~400 克，并减少精白米面的比例，增加糙米、全麦粉以及土豆、红薯、芋头等粗粮。不同种类的粗粮营养价值也不完全相同，燕麦富含蛋白质，小米富含谷氨酸、维生素 B_1，高粱富含不饱和脂肪酸和铁等。

增加大豆及豆制品的摄入

其所提供的优质蛋白质可以媲美动物性蛋白质，应成为素食人群获取蛋白质的主要途径，同时还可以提供铁、钙等营养成分。大豆及豆制品的摄入每天要达到 50~80 克才能满足需要，其中最好包括 5~10 克的发酵豆制品，比如纳豆、味噌等，可提供维生素 B_{12}。

经常吃坚果

核桃、松子、板栗等坚果可提供丰富的不饱和脂肪酸、钙、锌等成分，有利于促进胎宝宝的大脑发育，素食孕妈妈每天可以吃 25~30 克。

蔬菜的摄入量要充足

每天达到 500 克左右的蔬菜摄入量，并且绿叶蔬菜占到一半以上，以获取丰富的矿物质和维生素，同时还要多吃菌藻类食物，可提供多不饱和脂肪酸、蛋白质、膳食纤维、多种矿物质等，有助于预防慢性病。

经常变换不同种类的植物油

满足人体对必需脂肪酸的需要，比如大豆油、菜籽油、紫苏油、橄榄油都是不错的选择，但是植物油每天的摄入量以 25~30 克为宜，不能过量，否则会增加心血管等疾病的风险。

不要过量使用调味料

比如糖和盐，添加糖的摄入每天不超过 50 克，盐的摄入每天不宜超过 6 克。

少吃高热量食物

少吃油炸食物、高脂肪食物，比如炸土豆片、炸糕等，不仅不利于消化吸收，还容易引起肥胖风险。

◯ 李大夫特别叮嘱

素食孕妈妈更要注意补铁

素食的妈妈可以多选食一些黑芝麻、紫菜、木耳、菠菜、豆腐干、蛋黄等食物。虽然其中所含铁的吸收率远不如动物性食物，但也是在兼顾饮食习惯基础上尽力而为了。另外，在摄入上述食物补充铁时，应同时选择富含维生素C的食物或补充维生素C制剂。因为这些食物中的铁为非血红素铁，在有维生素C参与的情况下可以被更好地吸收。

如果这类孕妈妈已经出现贫血或铁缺乏的迹象，应在医生指导下服用铁剂，而不是仅仅用上述食物来纠正和补充。

孕6月优选食物

猪肝

　　猪肝富含铁和维生素A，适量食用猪肝，可改善和纠正孕妈妈缺铁性贫血症状，还可为胎宝宝的发育补充足量的铁，并有利于及视力发育。

鳕鱼

　　富含优质蛋白质，也是维生素B_6等的良好来源，可以促进胎宝宝生长发育，对改善孕妈妈孕吐也有一定作用。

白菜

　　富含维生素C、维生素B_1、钙、膳食纤维等成分，可以促进铁吸收，还能润肠通便。

牡蛎

　　牡蛎富含牛磺酸、钙、铁、磷、锌等物质，其中的牛磺酸能够促进胎宝宝中枢神经系统的发育，对视网膜的发育也很有好处。

西蓝花

　　西蓝花中含有丰富的维生素C、胡萝卜素和钙、磷、铁、钾、锌等矿物质，不仅能为孕妈妈和胎宝宝提供丰富的营养，还能有效抗击妊娠斑。

腰果

　　腰果中蛋白质、矿物质含量比较高，所含的脂肪多为不饱和脂肪酸，可促进胎宝宝脑部发育，其富含的油脂有利于孕妈妈润肠通便，还能预防妊娠纹的形成。

孕6月营养食谱

白菜心拌海蜇 补充维生素

材料 白菜心200克，海蜇皮100克。

调料 蒜泥、盐、生抽各适量，香油2克。

做法

1 海蜇皮放冷水中浸泡3小时，洗净，切细丝；白菜心择洗干净，切成细丝。

2 海蜇丝和白菜丝一同放入盘中，加蒜泥、盐、生抽、香油拌匀即可。

功效 白菜心富含维生素C等，海蜇皮可提供钙、蛋白质，二者凉拌，可以补充营养、增加食欲，且热量很低，避免血糖升高。

菠菜炒猪肝 防治孕妈妈贫血

材料 猪肝250克，菠菜100克。

调料 水淀粉30克，料酒10克，葱末、姜末、蒜末各5克，盐3克。

做法

1 猪肝洗净，切片，加水淀粉、料酒抓匀上浆；菠菜择洗干净，焯水，捞出沥干，切段。

2 锅置火上，倒油烧至六成热，炒香葱末、姜末、蒜末，放猪肝片炒散，放菠菜段、盐翻匀即可。

功效 菠菜富含铁和叶酸，猪肝富含维生素A和铁，二者一起食用可以为孕妈妈补充大量的铁，防止孕妈妈出现贫血，还能促进胎宝宝视力发育。

问：心情总是比较压抑低落，吃什么可以缓解？

李大夫答：孕妈妈要谨防孕期抑郁症，可以吃些让心情愉快的食物来缓解郁闷情绪。香蕉含有一种生物碱，可以振奋精神和提高信心，而且香蕉是色氨酸和维生素B6的良好来源，这些都可以帮助大脑制造血清素，缓解精神压力。牛奶有镇静、缓和情绪的作用，有利于减轻紧张、暴躁和焦虑的情绪。而且牛奶中的钙质人体最容易吸取，是孕妈妈平时补钙的主要食品。

问：父母皮肤比较粗糙，吃什么可以让胎宝宝的皮肤好一些？

李大夫答：每一位妈妈都希望自己生出来的宝宝漂亮，皮肤细嫩。皮肤的特质与皮肤的颜色一样，同遗传具有很大的关系。所以妈妈们不要对食物寄予过大的期望。但从饮食营养的角度来说，吃对食物对宝宝的皮肤也会有一定的帮助。应该多吃这两类食物：富含维生素C和胡萝卜素的蔬果，如西蓝花、胡萝卜、番茄、猕猴桃等，可使胎宝宝皮肤细腻；奶制品和豆制品类能促进胎宝宝皮肤细胞活性、保持皮肤弹性。

问：最近肠胃有问题，老出现腹泻怎么办？

李大夫答：怀孕后，由于孕妈妈体内激素水平的变化，胃排空时间延长，小肠蠕动减弱，极易受外界因素影响而腹泻。而孕期腹泻对孕妈妈的健康有不良影响，腹泻会促使孕妈妈肠蠕动加快，引起子宫收缩，容易诱发早产。但孕妈妈也不用过于担心，可以通过饮食来调节肠胃功能。每顿饭要定时、定量，不要吃生冷、油腻的食品，配合一些富含益生菌的食物或膳食补充剂，对缓解症状会大有益处。

问：铁锅炒菜能补铁吗？

李大夫答：不止一个实验研究显示，铁锅炒菜是可以增加菜肴中的含铁量的，特别是当烹调酸性食物时会有更多的铁溶入食物中。但在实际操作中这种方式难以控制具体的铁溶出量，且溶出的铁吸收率不高，还会影响菜肴的口味。所以，目前这种办法有时用于经济水平极低人群的铁补充。这类人群很少吃到动物性食物，也无力通过铁剂来补充。而生活水平正常的人群不必把这种方式作为补充铁的主要手段。因此，建议孕妈妈还是通过适当摄入肉类和内脏，或在医生指导下使用铁剂来补充所需的铁。

问：饮食过于清淡，影响食欲怎么办？

李大夫答：孕妈妈吃得往往比较清淡，时间久了会觉得嘴里没味道，影响食欲，减少进食量。可以在做菜的时候滴一些柠檬汁，可以使口感清新；还可在炒菜时，放入之前炖好的鸡汤调味，吃起来更鲜。但是原则上，孕妈妈还是应避免食用过于刺激的调料，如辣椒、芥末、咖喱粉等都不宜过多摄入。

问：最近胃口很好，特别想吃甜点可以吗？

李大夫答：很多孕妈妈平时就喜欢吃甜食，尤其是孕中期胃口好了，再加上经常感到饿，所以会经常买一些蛋糕、面包。但要注意，这些食物不能过多食用，因为有些甜点含有反式脂肪酸和食品添加剂，而且含糖量很高，吃多了不仅易造成肥胖，还能升高血糖，增加妊娠糖尿病的发病率。

问：去医院检查时，发现我的血糖偏高，那我还能喝牛奶吗？

李大夫答：牛奶中碳水化合物的含量不高，只有3.5%左右，所以对血糖的影响并不是很大。同时，牛奶中富含优质蛋白质和钙，是孕期非常必要的食物。所以血糖高的孕妈妈完全可以喝牛奶，而且喝的量与血糖正常的妈妈可以是一样的。需要注意两点：1）无论喝牛奶还是酸奶，都不要放糖；2）如果同时有体重增加过多的问题，应选用低脂奶或脱脂奶。

孕**7**月 预防早产应该怎么吃

胎宝宝：器官发育成熟

1. 器官：皮肤皱纹会逐渐减少，皮下脂肪仍然较少，有了明显的头发。男孩的阴囊明显，女孩的小阴唇已明显突起。脑组织开始出现皱缩样，大脑皮层已很发达，开始能分辨妈妈的声音，同时对外界的声音已有所反应；感觉光线的视网膜已经形成。

2. 四肢：胎宝宝的四肢已经相当灵活，可在羊水里自如地"游泳"，胎位不能完全固定，还可能出现胎位不正。

孕妈妈：行动不便利了

1. 由于大腹便便，孕妈妈重心不稳，所以在上下楼梯时必须十分小心，应避免剧烈的运动，更不宜做压迫腹部的姿势。

2. 有可能会出现轻度下肢水肿，这是孕妈妈常见的一种现象，对胎宝宝的生长发育及母体的健康影响不大。

3. 到了孕中晚期，腰酸、大腿酸痛、耻骨痛等疼痛都有可能出现，还容易发生尿频。

胎宝宝所需的重点营养

重点营养	胎宝宝的情况	食物来源
DHA	促进胎宝宝神经系统的完善发育，还能预防早产	深海鱼类以及各种坚果类食物
蛋白质	胎宝宝长骨骼、长肌肉、长器官都需要蛋白质的参与	瘦肉、蛋、鱼、牛奶及奶制品、谷物、豆类等
叶酸	促进胎宝宝大脑发育，还能安胎，预防早产	大部分蔬菜和水果，如菠菜、莴笋、芦笋、橘子、橙子等

孕妈妈所需的重点营养

重点营养	孕妈妈的情况	食物来源
维生素C	防止妊娠斑和妊娠纹，让孕妈妈皮肤更光滑细腻，还能促进胎宝宝结缔组织的发育	大部分新鲜蔬果，比如白菜、黄瓜、鲜枣、苹果、猕猴桃等
铜	铜能促进铁的吸收，孕妈妈体内缺铜，容易造成胎膜早破而出现早产，还会影响胎宝宝的正常发育	粗粮、坚果、大豆、芝麻、葡萄干、豌豆等
膳食纤维	孕妈妈到孕中晚期容易出现便秘，膳食纤维可润肠通便	蔬菜、水果、粗粮、豆类等

李大夫特别叮嘱

数胎动监测宝宝情况

孕妈妈一般在孕 17~20 周的时候就能感受到胎动了，只是最初的胎动没有规律，当孕 7 个月的时候，胎动更频繁了，数胎动就成为孕妈妈的一大任务，孕妈妈可以根据胎动来监测胎宝宝的情况。如果出现胎动明显减少等异常情况，要及时就医。

养胎饮食指南

每天摄取的食物种类最好达到 12 种以上

孕妈妈饮食种类越多越好，可确保膳食结构的合理性和营养的均衡性，避免饮食单一对母体和胎儿的不利影响。孕妈妈每天不重复的食物种类应该达到 12 种以上，如果每天进食有难度，也可以每周为单位，每周达到 25 种。

谷类、薯类、杂豆
每天 3 种以上
每周 5 种

蔬菜、菌藻、水果
每天 4 种以上
每周 10 种

鱼、蛋、禽肉、畜肉
每天 3 种
每周 5 种

奶、大豆、坚果
每天 2 种
每周 5 种

孕妈妈选择豆制品时，要首选豆腐、豆浆、豆皮等，不宜选择豆泡、炸豆腐等，因为这类豆制品在加工制作过程中可能添加了过多化学成分，且含有较多脂肪和盐分，不利健康。

每天都要有奶及奶制品

牛奶、奶酪、酸奶等，具有营养丰富、易消化吸收的特点，含有丰富的蛋白质、维生素 A、维生素 B_2 及钙、磷、钾等多种矿物质，是孕妈妈膳食中钙的最佳来源，也是优质蛋白质的良好来源。从孕中期开始，孕妈妈每天宜摄入 300~500 克牛奶。也可以食用奶酪、酸奶等奶制品，能够补充同样的营养。

胎儿大脑发育加快，每天应吃一掌心的坚果

花生、腰果、核桃、葵花子、开心果、杏仁等坚果类食品，孕妈妈每天可选择其中一种食用。坚果类富含多不饱和脂肪酸、维生素 E 和锌，可促进食欲，帮助排便，对孕期食欲缺乏、便秘都有好处。但是坚果类油性比较大，而孕妇的消化功能相对较弱，过量食用很容易引起消化不良，每天一掌心的量就足够了。

1 掌心瓜子仁≈ 10 克

1 掌心的花生米≈ 20 克

每天摄入 25 克膳食纤维，预防孕中期便秘

孕妈妈可在饮食中适量增加富含膳食纤维的食物，能促进肠道蠕动、保护肠道健康、预防便秘。膳食纤维还能帮助孕妈妈控制体重，预防龋齿、糖尿病、结肠癌等多种疾病。建议孕妈妈每天摄入25克左右的膳食纤维。蔬果、粗粮都是膳食纤维好来源，要摄入这25克膳食纤维，折合成一天的摄入量大约是60克魔芋+50克豌豆+75克荞麦馒头。

主食最好粗细搭配

孕妈妈需要全方位的营养，吃主食的时候不宜过于精细，应粗细搭配，因为粗粮杂豆中的铁、钙、锌、硒以及 B 族维生素等的含量都比精白米面高，还富含膳食纤维，可以通便、防肥胖。但是孕妈妈受增大子宫的影响，消化功能有所减弱，吃粗粮也不宜过多，孕妈妈每日粗粮的量可占到总粮食摄入量的 1/2~1/5。

摄入维生素 C，防止妊娠斑、促进胎儿结缔组织发育

很多孕妈妈会出现妊娠斑，要防止妊娠斑的出现，除了注意休息和睡眠外，还要多喝水、多吃蔬果，尤其是番茄，含有抗氧化剂番茄红素成分，有很好的抗氧化功效。西蓝花、黄瓜、草莓等富含维生素 C 的蔬果也可以增强皮肤弹性。

多吃富含铜的食物，预防早产

铜元素是无法在人体内储存的，所以必须每天摄取。如果摄入不足，就会影响胎儿的正常发育。孕中晚期如果缺铜，则会使胎膜的弹性降低，容易造成胎膜早破而早产。补充铜质的最好办法是食补，含铜丰富的食物有口蘑、海米、榛子、松子、花生、芝麻酱、核桃、猪肝、黄豆及豆制品等，孕妈妈可选择食用。

远离含铅高的食物

如果孕妈妈血铅水平高，会直接影响胎宝宝的发育，容易造成先天性弱智或畸形，所以孕妈妈要避免食用含铅高的食物，如松花蛋、压力爆米花。

一定不要节食

孕妈妈从怀孕开始就要注意饮食均衡，避免超重，但是如果控制不好而增重过多，也不要用节食的方式，否则会严重影响自身的健康，对胎宝宝的发育也十分不利。如果体重超标，应该减少高热量食物的摄入，比如糖果、巧克力、糕点、甜饮料等。同时要定期做产检，及时监测胎宝宝情况。想保持身材的孕妈妈也不要在孕期过度控制饮食，产后可以通过饮食和运动调理来恢复身材。

李大夫特别叮嘱

妊娠糖尿病筛查前不要特殊饮食

孕妈妈在 24~28 周需要进行妊娠糖尿病筛查，很多论坛网站会介绍一些过关的技巧，比如糖筛前三天清淡饮食，不吃甜食、不吃水果、不吃肉，米饭、薯类都少吃。

其实做这项检查是为了检测孕妈妈真实的身体状况，做糖筛之前，除了空腹，不需要做特别的准备，不要刻意改变平时的饮食习惯，否则检测就没有意义了。

想要糖筛一次过，正确的做法是从怀孕开始就合理安排饮食，少食多餐、少油少盐、营养均衡，并根据自己的情况选择做一些温和的运动，比如散步、游泳、慢跑、瑜伽等。

一定要
重点看

怎么吃能促进
产后乳汁分泌

孕期的营养储备，不只为了满足孕妈妈自身的身体变化和胎宝宝生长发育的需要，也是为产后哺乳做准备。孕期营养储备得好，乳房就能得到充分的营养，产后乳汁分泌得就多，奶水的质量也高。

孕期平衡膳食，并保持适宜的体重增长，使得孕妈妈身体有适当的脂肪储备和营养储备，有利于产后泌乳。孕期增加的体重中，有3000~4000克是为了产后哺乳做准备的。在营养均衡的基础上，注重优质蛋白质、脂肪以及钙等的摄入，能在一定程度上保证产后乳汁的分泌。

哺乳期所需主要营养素的每日摄入量			
铜	1.4毫克	维生素A	1330微克
铁	24毫克	维生素B$_1$	1.5毫克
碘	240微克	维生素B$_2$	1.5毫克
锌	12毫克	维生素B$_6$	1.7毫克
硒	78微克	叶酸	550微克

脂肪

脂肪是胎宝宝身体和大脑发育必需的物质，也是分泌乳汁必需的营养储备。

各种鱼类、去皮禽肉以及核桃等坚果中的脂肪为好脂肪。

哺乳期每日摄入量要达到每日总热量的20%~30%。

蛋白质

整个孕期都要注重蛋白质的摄取，尤其是优质蛋白质的摄入，以保证胎宝宝的健康发育。乳母的蛋白质要从孕期开始储备，蛋白质储备状况良好，能促进产后泌乳，对宝宝成长有益。

瘦肉类、蛋、鱼类、大豆及豆制品、奶及奶制品都是优质蛋白质的良好来源。

哺乳期每日蛋白质摄入量为80克，大约为250克鸡肉+300克豆腐的量。

钙

孕妈妈要注重孕期钙的补充，以满足自身和胎宝宝的发育需要，孕期钙质储存充足，有利于产后哺乳。补钙需要持之以恒，才能收到明显的效果。

奶及奶制品、豆类及豆制品、虾皮、芝麻酱以及小油菜、小白菜、芹菜等绿叶菜都是高钙食物。

哺乳期每日钙摄入量为1000毫克。

孕 7 月优选食物

猪瘦肉

富含优质蛋白质，易被充分利用，能为胎宝宝肌肉骨骼的生长提供必要的营养。

芦笋

富含叶酸、膳食纤维，对促进胎宝宝大脑发育很有帮助，还可以帮助孕妈妈改善便秘的情况。

松仁

含有丰富的膳食纤维、不饱和脂肪酸和矿物质等，能促进胎宝宝神经系统的健康发育，还有利于缓解孕妈妈便秘。

豌豆

富含叶酸、蛋白质、铜。孕妈妈适量摄入铜，可促进铁的吸收，避免贫血，还可以增强胎膜的弹性，避免早产。

黄瓜

富含维生素 C、膳食纤维，可帮助孕妈妈排毒、护肤，预防妊娠斑的形成，还能促进排便，防治便秘。

芹菜

富含维生素 C、胡萝卜素和膳食纤维，能促进宝宝眼部发育，还能显著改善孕妈妈的便秘状况。

孕7月营养食谱

芦笋炒肉片 补充蛋白质

材料 芦笋200克，猪里脊100克。

调料 葱末、姜末各2克，盐、酱油各3克，淀粉适量。

做法

1 猪里脊洗净，切片，用盐、酱油和淀粉腌渍，入油锅滑至变色时盛出；芦笋焯熟，捞出，切段。

2 油锅烧热，爆香葱末、姜末，下芦笋段煸炒，加酱油、盐，倒肉片翻匀即可。

功效 芦笋富含叶酸和膳食纤维，猪肉富含优质蛋白质和铁，能促进胎宝宝发育，还能预防孕期便秘。

豌豆牛肉粒 补充铜和维生素C

材料 豌豆150克，牛肉200克。

调料 蒜片、料酒、生抽各10克，水淀粉30克，鸡汤40克，盐3克，姜片、香油各5克。

做法

1 豌豆洗净；牛肉洗净，切成小粒。

2 牛肉粒中加入料酒、盐、水淀粉拌匀，腌制15分钟。

3 锅中水烧开，放入豌豆焯烫30秒，捞出过凉，沥干水分待用。

4 锅中倒油大火烧热，放入蒜片、姜片爆香，倒入腌好的牛肉粒翻炒片刻，加入豌豆，调入生抽、鸡汤、水淀粉翻炒均匀，淋入香油即可。

问：孕期需要补充孕妇奶粉吗？

李大夫答：孕妇奶粉强化了孕妈妈所需的各种维生素和矿物质，比如钙、维生素D等，可以为孕妈妈和胎宝宝补充较全面的营养，孕妈妈可以适当选用。但是饮食是获取营养的最好途径，孕妈妈仍然要以均衡饮食为根本。孕妈妈如果体重过轻，可以适当补充孕妇奶粉。

问：隔窗晒太阳能合成维生素 D 吗？

李大夫答：很多孕妈妈在冬天时不愿意出门晒太阳，就选择在阳台上晒，其实这样做是不能帮助身体合成维生素D的，因为要让皮肤与紫外线充分接触才能合成维生素D。隔着玻璃窗晒太阳，玻璃会将紫外线挡在外面，达不到目的。所以还是建议孕妈妈，即使在冬天也要在中午太阳好、比较暖和的时候到户外晒晒太阳。

问：听说怀孕后体重增加过多会对胎宝宝不利，请问应该如何避免这种现象？

李大夫答：怀孕后的体重增长是正常现象。这是因为，随着胎宝宝的不断成长，孕妈妈需要吸收更多的营养来供给胎宝宝，但是孕妈妈的体重不能增长过多，孕中晚期最好一周内体重增长不超过400克。如果体重增长过多，最好从饮食方面入手来控制体重，多吃低糖水果、富含膳食纤维的蔬菜及蛋白质含量较高的食物，少吃碳水化合物及脂肪，同时要做到少食多餐。

问：夏季孕妈妈可以喝绿豆汤解暑吗？

李大夫答：中医认为绿豆属于寒性，担心孕妈妈喝太多的绿豆汤会导致肠胃不适。但到目前为止，这类理论并未被证实。所以孕妈妈可以根据自己的具体情况而定。也就是说，当喝绿豆汤较多有肠胃不舒服时，就可以减少摄入量或将绿豆与其他食物搭配一起煮汤喝；如果喝绿豆汤没带来任何不适，则可以按自己喜欢的量来摄入。

孕晚期
（孕8~10月）

胎宝宝出生前的
营养存储，怎么吃才够

孕晚期饮食总指导

孕妈妈和胎宝宝的情况

孕晚期是最后的冲刺阶段，孕妈妈要注意管好体重，很多孕妈妈都容易在孕晚期增重过多而导致妊娠肥胖、妊娠高血压、妊娠糖尿病等。胎宝宝也是加足马力快速成长，很多器官已经发育得比较完善，这个时期要避免一不小心长成巨大儿。此时，孕妈妈在饮食上要以量少、丰富、多样为主。

营养对策

1 整体来说，孕晚期不需要大补，否则极容易导致孕妈妈体重增长超标，引起妊娠糖尿病等。

2 孕晚期要比孕中期增加热量摄入，每日比孕前增加450千卡（大约相当于50克大米+200克牛奶+100克草鱼+150克绿叶菜），但在孕39~40周的时候要注意限制脂肪和碳水化合物等的摄入，以免胎儿长得过大。

3 孕晚期要增加蛋白质的摄入，每日总量要达到85克（一般掌心大小的一片牛肉含20克蛋白质）才能满足需要，要多食用优质蛋白质。

4 全面而均衡地摄入矿物质和维生素，尤其是钙、铁、锌、铜、维生素B_1的摄入要充足。

孕晚期的营养素每日需求量

种类	含量
蛋白质	85克
脂肪	占总热量20%~30%
碳水化合物	130克
维生素A	770微克
维生素D	10微克
维生素B_1	1.5毫克
维生素B_2	1.5毫克
维生素B_6	2.2毫克
叶酸	600微克
维生素C	115毫克
钙	1000毫克
铁	29毫克
碘	230微克
锌	9.5毫克
硒	65微克

李大夫特别叮嘱

孕晚期如何躲过早产危机

1. 警惕危险因素，腹泻、口腔炎、便秘等都可能引起早产。

2. 避免碰撞腹部、避免跌倒、不拿重物、不够高处的东西。

3. 性生活要适度，以免引起宫缩导致早产。

4. 保证休息和睡眠，避免劳累。

5. 不要长时间站立或下蹲。

孕晚期每日食物构成

谷类、薯类及杂豆
250~400克

蔬菜
300~500克

（绿叶蔬菜占2/3）

水果
200~350克

鱼禽蛋肉
245~325克

大豆及坚果
25~35克

奶类及奶制品
300~500克

植物油
25~30克

盐
<6克

水
1500~1700毫升

注：1.每周可进食1~2次动物肝脏和动物血；每周至少进食3次鱼类
（其中至少有1次是海鱼，比如带鱼、黄花鱼、金枪鱼等）。
2.继续控制盐分摄入，以免发生妊娠高血压等症。

协和孕晚期一日带量菜谱推荐

餐次	食物	原料	量/克	热量/千卡	蛋白质/克	脂肪/克	碳水化合物/克
早餐	蛋羹	鸡蛋（蛋白）	60	72.0	6.8	4.7	1.0
	蔬菜汤面	小白菜	50	6.1	0.8	0	0.8
		小麦粉	50	172.0	5.5	1.0	36.0
	燕麦粥	燕麦片	50	183.5	7.5	3.5	31.0
	煮蛋	鸡蛋（白皮）	60	72.0	6.8	4.7	1.0
上午加餐	饼干	饼干	25	108.3	2.3	3.3	17.8
	苹果	苹果	200	79.0	0	0	18.2
午餐	菠菜紫菜蛋	菠菜	20	4.3	0.5	0	0.5
		紫菜	5	10.4	1.4	0.1	1.1
		鸡蛋（白皮）	10	12.0	1.1	0.8	0.2
	二米饭	小米	37	132.5	3.3	1.1	27.4
		大米	75	259.5	5.3	0.8	57.8
	红烧鱼	鲤鱼	100	58.9	9.7	2.2	0
		花生油	5	45.0	0	5.0	0

（参考：协和医院营养餐单）

（身高 160~165 厘米，孕前体重 55~60 千克的孕妈妈，孕晚期食谱举例）

续表

餐次	食物	原料	量/克	热量/千卡	蛋白质/克	脂肪/克	碳水化合物/克
午餐	木耳虾皮炒圆白菜	虾皮	10	15.3	3.1	0.2	0.2
		花生油	5	45.0	0	5.0	0
		木耳	10	20.5	1.2	0.2	3.6
		圆白菜	100	18.9	1.7	0	3.4
下午加餐	核桃2个	核桃	50	134.8	3.2	12.7	2.2
晚餐	鸡丁黄瓜口蘑	口蘑	25	60.5	9.8	0.8	3.5
		鸡胸肉	100	133.0	19.0	5.0	2.0
		橄榄油	5	45.0	0	5.0	0
		黄瓜	50	6.9	0.5	0	0.9
	番茄茄丝	番茄	100	19.4	1.0	0	3.9
		茄子	50	9.8	0.5	0	1.9
		花生油	5	45.0	0	5.0	0
	杂粮饭	大米	75	259.5	5.3	0.8	57.8
		高粱米	37	129.9	3.7	1.1	25.9
晚上加餐	牛奶燕麦粥	燕麦片	25	91.8	3.8	1.8	15.5
		牛乳	150	81.0	4.5	4.5	4.5
合计				2331.8	108.4	69.3	318.1

孕8月 避免妊娠高血压应该怎么吃

胎宝宝：会控制自己的体温了

1. 五官：眼睛能辨认和跟踪光源。

2. 器官：胎宝宝已经长出胎发。胎宝宝皮肤的触觉已发育完全，皮肤由暗红变成浅红色。肺和胃肠功能已接近成熟，能分泌消化液。男宝宝的睾丸这时正处于从肾脏附近的腹腔，沿腹沟向阴囊下降的过程中；女宝宝的阴蒂已突现出来，但并未被小阴唇所覆盖。

3. 四肢：手指甲也已很清晰。身体和四肢还在继续长大，最终要长得与头部比例相称。

孕妈妈：总是感觉气短、胃部受压迫

1. 孕妈妈的肚子越来越大，子宫内的活动空间越来越小了，时而会感到气短；乳头周围、下腹及外阴部的颜色越来越深，肚脐可能被撑胀向外凸出。

2. 可能会出现妊娠水肿；阴道分泌物增多，排尿次数也更频繁了；还可能会出现失眠、多梦，进而加重紧张和不安。

胎宝宝所需的重点营养

重点营养	胎宝宝的情况	食物来源
钙	牙齿和骨骼钙化需要大量的钙	牛奶、酸奶、奶酪、大豆及豆制品、坚果等
不饱和脂肪酸	大脑细胞增殖高峰期，补充不饱和脂肪酸能促进大脑发育	深海鱼、核桃等坚果
蛋白质	大脑皮质增殖和髓鞘化迅速，加上母体的子宫、乳房和胎盘增大，对蛋白质的需求也大	鱼、瘦肉、鸡蛋、奶及奶制品、大豆及豆制品等

孕妈妈所需的重点营养

重点营养	孕妈妈的情况	食物来源
铁	储备足够的铁为生产做准备，同时胎宝宝的发育需要从孕妈妈体内获取大量的铁，储备不足容易导致缺铁	动物肝脏、动物血、红肉（猪瘦肉、牛瘦肉等）
维生素B_1	孕妈妈一旦缺乏维生素B_1容易出现呕吐、倦怠、疲劳等症，还会影响分娩时的子宫收缩，延长产程	瘦肉、谷类、豆类、坚果、胚芽、麸皮、酵母等

◯ **李大夫**特别叮嘱

妊娠高血压综合征筛查

妊娠高血压发生率占 5% 左右，表现为高血压、蛋白尿、水肿等，容易造成胎盘早期剥离、子痫、脑出血、产后血液循环障碍，并造成胎儿早产、新生儿疾病等。本月产检医生会特别关注血压，排查妊娠高血压综合征。

养胎饮食指南

控制体重增长，每周增重不超过 400 克

整个孕期，孕前体重正常的孕妈妈，体重增长 12.5 千克左右基本符合正常要求，而孕晚期每周增重不宜超过 400 克。如果孕期体重增长超过 15 千克，不仅会增加妊娠高血压等并发症的风险，也会增加孕育巨大儿的风险，同时造成难产等。因而孕妈妈要注意控制体重增长，热量的摄入要适中，避免营养过量、体重过度增加。

孕晚期每天的热量需求要增加 450 千卡

孕晚期，胎宝宝生长迅速，孕妈妈每天需要增加 450 千卡热量才能满足需要。增加热量，要避免单纯依靠增加糖、脂肪这些纯热量食物，而应该选择营养密度高的食物，就是那些营养素含量高，热量相对较低的食物，比如瘦肉、蛋、奶、蔬菜和水果。

| 450千卡≈ | 鸡胸肉 50克 | + | 猪肝 50克 | + | 鸡蛋 1个 | + | 牛奶 100克 | + | 玉米 30克 | + | 绿叶菜 80克 | + | 大豆 20克 |

孕晚期每日蛋白质摄入量要增加至 85 克

孕晚期是胎宝宝发育最快的时期，每日蛋白质的摄入量要增加到 85 克才能满足需要。如果蛋白质摄入严重不足，会影响胎宝宝的大脑发育，也是导致妊高征发生的危险因素，所以孕妈妈每天都应摄入充足的蛋白质，并注意优质蛋白质的比例应达到总蛋白质摄入量的 1/3~1/2，瘦肉、蛋、鱼、奶及奶制品、大豆及豆制品都是优质蛋白质的好来源。

| 1/3~1/2的优质蛋白质 | 罗非鱼 100 克 + 猪肝50克 + 鸡蛋1个 |

| 其余蛋白质主要来自米面等主食 | 面粉 100 克 + 玉米 100 克 + 小米 100 克 |

增加多不饱和脂肪酸，尤其是 DHA 的摄入

孕晚期是胎宝宝的大脑发育高峰，脑细胞增殖分化迅速，需要更多的营养，视网膜也开始发育，因此摄入不饱和脂肪酸尤其是 DHA 尤其重要。

鱼、虾、坚果等中的 DHA 含量较丰富，一般每周进食 2~3 种水产品，同时烹调用油可适当选用亚麻子油、核桃油等 α - 亚麻酸丰富的植物油。

储存充足的维生素 B_1

从孕 8 月开始，孕妈妈可适当多吃些富含维生素 B_1 的食物，因为如果体内维生素 B_1 不足，容易引起孕妈妈呕吐、倦怠、体乏，还可能会影响分娩时子宫的收缩，使产程延长，导致分娩困难。

维生素 B_1 的主要来源

水产品中的深海鱼
谷类中的小米、面粉
蔬菜中的豌豆、蚕豆、毛豆
动物性食品中的畜肉、动物
内脏、蛋类

李大夫特别叮嘱

多吃糖会损耗体内的维生素 B_1

白糖、糖果等是纯热量食品，进食过多需要大量的维生素 B_1 来代谢，容易导致体内的维生素 B_1 不足，代谢糖还需要大量的钙，也容易导致钙缺乏，所以孕妈妈不能过多吃糖。

少食多餐，减轻胃部不适

孕晚期胎宝宝的体形迅速增大，孕妈妈的胃受到压迫，饭量也随之减少。有时孕妈妈虽然感觉吃饱了，但并未满足营养的摄入需求，所以应该少食多餐，以减轻胃部不适。

孕妈妈要多摄入一些蛋、鱼、肉、奶、蔬菜和水果等，主要是增加蛋白质和钙、铁的摄入量，以满足胎宝宝生长的需要。饮食宜选择体积小、营养价值高的浓缩食物，如动物性食物等，减少一些谷类食物的摄入量。要注意热量不宜增加过多，还要适当限制盐和糖的摄入量，做到定期称体重，观察尿量是否正常。

饮食如何减少
盐和隐形盐

正常人每天的食盐建议摄入量是 6 克内，孕妈妈一定不能超过这个标准，少吃盐是避免孕期水肿和妊娠高血压的有效方法。如果孕前就有高血压，孕期则更要咨询医生，坚持低盐饮食。

减少烹调用盐的方法

1 最后放盐：这样盐分散于菜肴表面还没来得及深入内部，吃上去口感够了，又可以少放很多盐。

2 适当加醋：酸味可以强化咸味，哪怕放盐很少，也能让咸味突出。醋还能促进消化、提高食欲，减少食材维生素的损失。柠檬、柚子、橘子、番茄等酸味食物也可以增加菜肴的味道。

3 利用油香味增强味道，葱、姜、蒜等经食用油爆香后产生的油香味，能增加食物的口感。

4 不喝汤底：汤类、煮炖的食物，盐等调味料往往沉到汤底，因此汤底最好不喝，以免盐摄入过多。

揪出隐形盐

除了食盐的摄入量，很多食物中也潜藏着盐，要少吃这些食物，或者吃了这些食物就减少烹调用盐，以免一天的盐分摄入超标。

10 毫升酱油
含有 1.6~1.7 克的盐
约占全天吃盐总量的 28%

一块 20 克的腐乳
含有 1.5 克的盐
约占全天吃盐总量的 25%

10 克豆瓣酱
含有 1.5 克的盐
约占全天吃盐总量的 25%

一小袋 15 克榨菜、酱大头菜、冬菜
含有 1.6 克的盐
约占全天吃盐总量的 27%

一个咸鸭蛋（约 50 克）
含盐 3.6 克
约占全天吃盐
总量的 58%

一勺鸡精（约 5 克）
含盐 2.5 克
约占全天吃盐总量的 42%

别忽视挂面和甜品中的盐

特别值得注意的是，面条中（各种拉面、挂面、切面等）含盐量也不少，又容易被人忽视。此外，一些甜品中不只是糖的含量高，其实盐的含量也很高。

龙须面
精制龙须面含钠高达
292.8 毫克 /100 克
折合成盐是 7.3 克

普通挂面
普通挂面含钠高达
150 毫克 /100 克
折合成盐是 3.7 克

夹心饼干　　　　奶酪

奶油蛋糕　　果冻　　冰激凌

这些食物在制作中加入了含钠的发酵粉和添加剂，折合成盐的含量也不低，也要注意。

可乐妈经验谈

缓解轻微水肿的小方法

我在怀孕八九个月的时候也出现了轻微的水肿，我试了几个小窍门效果还不错，比如每天睡觉之前用热水泡泡脚，睡觉的时候把脚垫高点，再有就是让老公经常帮我按按脚。方法是：先从左脚脚底开始，找到前脚掌下缘的中心点（其实就是涌泉穴），用拇指指腹轻轻按摩，3~5 分钟，后换右脚。按摩的时候一定要轻，别太用力。

孕 8 月优选食物

小麦面粉

富含碳水化合物、矿物质，能避免孕妈妈出现疲劳等症状，为孕妈妈补充钙、镁、铁等。而且面食容易消化吸收，不易给孕妈妈的肠胃造成负担。

豆腐

富含钙和优质蛋白质，能促进胎宝宝骨骼、牙齿发育，满足胎宝宝发育所需营养，还能为孕妈妈子宫、胎盘、乳腺组织的变化及时补充蛋白质。

牛奶

富含钙、蛋白质，能增加孕妈妈钙的储备，还能促进胎宝宝骨骼、牙齿发育。

猪肝

富含铁和维生素A，可为胎宝宝提供营养，促进发育，还能缓解孕妈妈的贫血等症状。

三文鱼

富含优质蛋白质、DHA、锌、铁，能促进胎宝宝的神经发育和脑细胞分化，十分有利于胎宝宝大脑的发育。

核桃

富含 α-亚麻酸、钙、蛋白质和磷脂等，不仅能为胎宝宝的大脑发育提供营养，还能缓解孕妈妈的身体疲劳，润肠通便，预防孕期便秘。

孕8月营养食谱

玉米面发糕 营养丰富、助消化

材料 面粉250克，玉米面100克，无核红枣50克，葡萄干15克，酵母粉4克。

做法

1 酵母粉用温水化开，倒入面粉和玉米面搅匀，揉搓成团，盖上湿布醒发至2倍大。

2 发酵好的面团搓成条，分割成3等份，将面剂子分别搓圆按扁，擀成厚约1.5厘米、直径约10厘米的圆饼。

3 放入蒸屉上，撒一层无核红枣，将第二张擀好的面饼覆盖在第一层上，再撒一层红枣，将最后一张面饼放在最上层，分别摆入红枣和葡萄干。

4 生坯放入蒸锅中，开大火烧开，转中火蒸25分钟即可。

家常豆腐 促进骨骼发育

材料 豆腐300克，五花肉100克，鲜香菇、冬笋各50克，青椒少许。

调料 葱花、姜片、蒜片、酱油各5克，盐3克，豆瓣酱6克，高汤40克。

做法

1 豆腐洗净，切三角片；五花肉、冬笋、青椒洗净，切片；鲜香菇洗净，去蒂切片。

2 油锅烧热，下豆腐片煎至金黄色，捞出；锅内留底油烧热，放肉片、香菇片、冬笋片、豆瓣酱、葱花、姜片、蒜片炒香。

3 放豆腐片、盐、酱油稍炒，加高汤烧至豆腐软嫩，放青椒片炒匀即可。

功效 这道菜可提供蛋白质、膳食纤维、维生素E、叶酸、铁、钙等，能帮助孕妈妈增进食欲，还能促进胎宝宝的牙齿和骨骼发育。

问：是不是多吃水果宝宝皮肤好？

李大夫答：水果里面富含维生素C等多种维生素和钾等矿物质，以及 β -胡萝卜素等抗氧化成分，对于胎宝宝成长发育十分重要，但并不是吃得越多越好。一般孕晚期每天吃200~350克是可以的，如果吃得太多，水果中的糖分会转化成脂肪储存在体内，容易导致体重超标。另外，水果不能代替蔬菜，虽然二者的营养成分接近，但各有侧重，比如蔬菜可以提供更多的膳食纤维和矿物质，因此蔬菜和水果是每天都必须要摄取的，足量即可，不宜过量。

问：吃什么能让宝宝的头发又黑又好？

李大夫答：孕期经常吃一些富含钙、钾、磷、硒等矿物质和B族维生素的坚果，可以促进宝宝的头发生长，比如核桃、花生、腰果、松子、黑芝麻等，但是这些食物油脂含量较多，多吃容易发胖，每天10~20克即可，如果吃得多了一点，就要减少其他食物的摄入，以免总热量超标，引起肥胖。

问：是不是肥胖的孕妈妈生的孩子，将来也容易肥胖？

李大夫答：孕期营养对胎宝宝的营养非常重要，一般孕期突然增重太多导致孕期肥胖的孕妈妈容易生出巨大儿，孩子将来发生肥胖的概率也会高，所以孕妈妈在孕期要保持适宜的体重增长，不要过度。

问：孕晚期经常手腕疼，是因为缺钙吗？

李大夫答：孕晚期有的孕妈妈发现自己的手腕弯曲时感觉很疼，有的孕妈妈在孕中期就出现这种情况，主要是怀孕后孕激素分泌造成了水钠潴留，形成组织的水肿，水肿压迫神经导致手腕疼痛，严重的也称为腕管综合征，这个并不是缺钙引起的，不需要额外补钙。症状不严重的可以热敷缓解，一般不需要治疗，分娩后会逐渐减轻。

问：吃完饭总觉得胃部有烧灼感，晚上症状还会加重，如何缓解？

李大夫答：1.日常饮食一定要少食多餐，平时随身带些有营养且好消化的小零食，如坚果、酸奶等，饿了就吃一些，不求吃饱，不饿就行。

2.避免饱食，少食高脂肪食物和油腻的食物，吃东西的时候要细嚼慢咽，否则会加重肠胃负担；临睡前可以喝一杯热牛奶。

3.多喝水，补充水分的同时还可以稀释胃液。摄入碱性食物，如馒头干、烤馍等，可以中和胃酸，缓解症状。

问：每天多吃几个鸡蛋可以吗？

李大夫答：鸡蛋可以提供优质蛋白质，蛋黄里还含有卵磷脂、磷、铁、脂溶性维生素等，能促进胎宝宝的生长发育，还能补铁，但是吃鸡蛋也不是越多越好，每天1~2个就够了。蛋黄里胆固醇含量比较高，吃太多不易消化，还容易增加体重，影响血管健康，尤其是体重已经超标的孕妈妈不要过量食用。

问：哪些食物可能引起早产？

李大夫答：关于食物引发早产方面虽然存在各种说法，但到目前为止并没有确凿的证据证明我们日常的食物在正常的摄入量下会造成早产。这些说法有些属于民间不太科学的看法或认识，有些则属于推测。比如某某食物中含有能促进宫缩的物质，所以吃了这种食物就可能引起早产。其实，即使有些食物存在上述物质，在我们正常的摄入量条件下也不足以造成这种后果。所以建议大家用科学的眼光来看待自然的食物。选择多样化的饮食，保持正常的摄入量，就能保障妈妈和宝宝的健康。

问：总是睡不好觉，饮食上怎么调节？

李大夫答：有这种情况的孕妈妈在饮食上可以多吃点小米粥、香蕉，都有促进睡眠的作用，每晚睡前1小时左右可以喝一杯温热的牛奶，也能帮助改善睡眠。此外，还要注意放松心情，白天适当进行如散步、做孕妇操等适度活动。

既要营养充足又要避免胎儿过大应该怎么吃

胎宝宝：有各种丰富的表情

1. 五官：本月胎宝宝的听力已充分发育，还能够表现出喜欢或厌烦的表情。

2. 四肢：胎宝宝此时身体呈圆形，四肢皮下脂肪较为丰富，皮肤的皱纹相对减少，呈淡红色，指甲长到指尖部位。

3. 器官：男宝宝的睾丸已经降至阴囊中，女宝宝的大阴唇已隆起，左右紧贴在一起，性器官、内脏已发育齐全。第33周，胎宝宝的呼吸系统、消化系统已近成熟。到了第36周，两个肾脏已发育完全。

孕妈妈：体重增长快

1. 由于胎头下降压迫膀胱，孕妈妈会感到尿意频繁。骨盆和耻骨联合处有酸痛不适感，腰痛加重。有些孕妈妈还会感到手指和脚趾的关节胀痛。

2. 这个月末，孕妈妈体重的增长已达到高峰。现在需要每2周做一次产前检查。如果胎宝宝较小，医生会建议你增加营养；如果宝宝已经很大，医生可能会让你适当控制饮食，避免给分娩造成困难。

胎宝宝所需的重点营养

重点营养	胎宝宝的情况	食物来源
不饱和脂肪酸	胎宝宝的皮下脂肪堆聚，需要更多的脂肪供给，加上大脑发育也需要脂肪的参与	各种植物油以及核桃、花生等坚果
钙、维生素D	胎宝宝的骨骼继续发育，需要大量的钙和维生素D，也要储存大量的钙为出生做准备	钙：奶及奶制品，大豆及豆制品，以及虾皮、芝麻酱等
		维生素D：肉、蛋、深海鱼等

孕妈妈所需的重点营养

重点营养	孕妈妈的情况	食物来源
锌	体内缺锌会增加分娩的难度，胎宝宝的发育也需要锌	海鱼、紫菜、牡蛎、蛤蜊、牛肉、花生、核桃等
膳食纤维	逐渐增大的子宫会压迫孕妈妈的肠胃，容易引发便秘，多摄入膳食纤维可防便秘	燕麦、荞麦、玉米、芹菜、菜花、菠菜、韭菜、苹果等谷物、蔬果

李大夫特别叮嘱

孕9月基本要确定怎么生了

具备顺产条件的孕妈妈最好顺产，产后身体恢复快，能增强宝宝的抵抗力，经过产道挤压，对宝宝肺部、大脑、神经、感觉系统发育都有好处，因此不要因为怕疼而放弃顺产。但是剖不剖要听医生的建议，当发生胎宝宝过大、胎位不正等情况，剖宫产也是安全合理的生产方式。

养胎饮食指南

控制总热量，避免巨大儿

胎宝宝出生的体重达到3000~3500克最适宜，达到或超过4000克的为巨大儿，巨大儿会增加难产和产后出血的发生率，对于宝宝来说将来也容易出现肥胖等问题。孕晚期是孕妈妈体重增加比较快的阶段，要注意控制总热量，在补充营养的同时，减少高热量、高脂肪、高糖分食物的摄入，以保持自身和胎宝宝体重的匀速增长。

饮食追求量少又丰富

孕晚期的饮食应该以量少、丰富、多样为主。饮食的安排应采取少食多餐的方式，多食富含优质蛋白质、矿物质和维生素的食物，但要适当控制进食量，特别是高糖、高脂肪食物，如果此时不加限制，过多地吃这类食物，会使胎宝宝生长过大，给分娩带来一定困难。

饮食要清淡易消化

孕晚期，孕妈妈的消化系统受到子宫的压迫，如果进食过多，会增加消化系统负担，因此应选择易消化吸收的食物，同时要清淡饮食，低盐、低油，防止水肿和妊娠高血压。烹调方式上尽量选择蒸、煮、炖、拌、炒等，不宜食用煎、炸食物，这类食物热量高，不易消化。

三餐要按时按点，不要饥一顿饱一顿

胎宝宝的营养完全靠孕妈妈供给，三餐按时按点吃才能保证胎宝宝获取所需要的营养，孕妈妈饿肚子就等于胎宝宝饿肚子，会影响胎宝宝的正常发育。而饿了一顿后下一顿又容易吃得过多，多余的热量会转化成脂肪储存在体内。所以，孕妈妈要避免过饥过饱，三餐按时，可以在三餐之外适当加餐。

多吃高锌食物有助于自然分娩

锌能增强子宫有关酶的活性，促进子宫收缩，使胎宝宝顺利娩出。在孕晚期，孕妈妈需要多吃一些富含锌元素的食物，如牛瘦肉、海鱼、紫菜、牡蛎、蛤蜊、核桃、花生、栗子等。特别是牡蛎，含锌最高，可以适当多食。

增加膳食纤维的摄入，预防便秘

孕晚期，胎儿体重增加快，子宫扩充也快，会给孕妈妈带来负担，引发便秘，便秘又可能引发痔疮，因此要增加膳食纤维的摄入，以促进肠胃蠕动。全谷物、蔬菜和水果中膳食纤维的含量较高，要适当摄入。

晨宝朵妈经验谈

孕妈妈按时吃饭，胎宝宝才能按时得到营养

可能是因为我怀了双胞胎的关系吧，肚子更大，胃的空间更小，吃点就饱了，但很快又会饿，所以我基本是一天吃六餐。产检的时候听见有的孕妈妈说自己因为没有按时吃早饭出现了低血糖反应，心慌、出冷汗，我就更不敢大意了，我感觉按点吃饭才能保证胎宝宝按时接收到营养，而且不只是孕妇，正常人按时按点吃饭也是最起码的健康保证。

孕晚期胃口大开，掌握这些技巧不让体重疯长

孕晚期是孕妈妈体重增长较快的阶段，一不小心就容易发展成胖妈妈，胎宝宝也容易长得太快。临近分娩，储存足够营养的同时，一定要防止体重疯长。

选营养密度高的食物

营养密度是指单位热量的食物所含某种营养素的浓度，也就是说一口咬下去，能获得更多有益成分的，就是营养密度高的食物；相反，一口咬下去，吃到的是较高的热量、较多的油脂，就是营养密度低的。

营养密度低的食物 往往会招致肥胖、"三高"、癌症等慢性病	营养密度高的食物 增强人抵御疾病的能力
• **高糖、高添加剂食物：** 方便面、起酥面包、蛋黄派、油条等。 • **高盐食物：** 咸菜、榨菜、腐乳等。 • **高脂肪食物：** 肥肉、猪皮、猪油、奶油、棕榈油、鱼子等，以及炸鸡翅、炸薯条、油条等油炸食物。 • **饮料：** 碳酸饮料、高糖饮料。	• 新鲜蔬菜 • 新鲜水果 • 粗粮 • 鱼虾类 • 瘦肉、去皮禽肉 • 奶及奶制品 • 大豆及豆制品

把分量变小点，让种类变多些

孕妈妈的饮食要多样化，就是在总热量不变的情况下，食物的种类越多越好，这样不会导致热量超标，又能从多种食物中摄取到全面营养，有利于胎宝宝的生长发育。

巧搭配、常换样

不同的食物营养各有特点，吃得多种多样才能得到全面的营养，这也是平衡

膳食的基本要求。也就是说，食材要巧搭配、常换样。一天下来，要尽量达到荤素搭配、多种颜色搭配、粗细搭配。

再好的食物也不能总吃一种。比如，去皮鸡肉虽富含优质蛋白质、脂肪含量低、热量低，但是铁元素含量相对其他肉类不高，所以要和鱼肉、牛羊肉、猪瘦肉等交替来吃。再比如，菠菜属于高膳食纤维、高叶绿素食物，也不能天天都吃，要搭配其他蔬菜，如芹菜、白菜、白萝卜、油菜、芦笋等。

进餐顺序改一改

1. 水果

将水果作为正餐的一部分，在正餐之前先进食水果泥可以减少总热量，还能促进水果中一些脂溶性维生素的吸收。

2. 喝汤

孕妈妈在孕晚期消化功能减弱，正式进餐前先喝点汤，可以起到润滑肠道的作用。

4. 鱼、肉类菜肴

吃完主食再吃适量的肉，可以补充蛋白质，又能避免吃肉过量、摄入脂肪过多。

3. 蔬菜类菜肴和主食

蔬菜能提供丰富的膳食纤维和维生素，还可以先把胃填个半饱，有助于减少肉类等的摄入；主食搭配蔬菜类一起吃，可以减缓餐后血糖升高的速度，主食推荐全谷类、杂豆类。

细嚼慢咽

细嚼慢咽可在食物进入胃之前进行初步的消化，有利于保护胃黏膜。进食过快不仅会加重胃肠道的消化负担，容易导致胃溃疡和胃炎，还容易进食过多，引发肥胖，并且容易引起血糖上升过快，对于糖尿病等的控制是非常不利的。

宝石妈经验谈

尽量减少在外就餐

在家做饭可以挑选新鲜应季的食材，合理使用油、盐、醋、酱油等调味料，实现"低油少盐"的健康要求，烹调方式上少煎炸，多蒸、炖、煮等。全家一起吃饭，还能在兼顾家人口味的同时更好地实现食物多样化。家庭餐桌上，更容易控制进食量，因此最好减少在外就餐。

孕9月优选食物

牡蛎

富含锌，能促进胎宝宝大脑和神经发育，还能增加分娩宫缩力量。

鸡肉

富含维生素 B_1，可缓解疲劳，富含牛磺酸、蛋白质和不饱和脂肪酸，有助于胎宝宝皮肤、眼睛和神经系统的发育。

奶酪

富含钙质，能为胎宝宝的骨骼和牙齿增加营养，还能缓解孕妈妈因缺钙引起的腿抽筋等症状。

燕麦

富含多种氨基酸、膳食纤维，可以防止孕期便秘，还能防止体重增长过快。

花生

富含蛋白质、不饱和脂肪酸和锌，不仅能为胎宝宝的发育提供所需营养，还能帮助孕妈妈增加产力。

苹果

富含维生素 C、膳食纤维，能为孕妈妈身体提供营养，缓解孕期便秘。

孕9月营养食谱

牡蛎萝卜丝汤 补钙、补锌

材料 白萝卜200克，牡蛎肉50克。

调料 葱丝、姜丝各10克，盐2克，香油少许。

做法

1 白萝卜去根须，洗净，去皮，切丝；牡蛎肉洗净泥沙。

2 锅置火上，加适量清水烧沸，倒入白萝卜丝煮至九成熟，放入牡蛎肉、葱丝、姜丝煮至白萝卜丝熟透，用盐调味，淋上香油即可。

功效 牡蛎中的锌含量相对较高，锌可以促进胎宝宝生长和大脑发育，还可以防止孕妈妈倦怠；白萝卜中膳食纤维和钙含量丰富，可以防止腿抽筋。

土豆蒸鸡块 提高孕妈妈免疫力

材料 鸡肉500克，土豆200克，米粉50克，红椒、青椒各20克。

调料 姜片、老抽各5克，豆瓣酱20克。

做法

1 鸡肉洗净，剁小块，用姜片、老抽腌制片刻；土豆洗净，去皮，切成滚刀块，将土豆块和鸡块放在一起，加上豆瓣酱、米粉和油拌匀；红椒、青椒洗净，切丝。

2 蒸锅加水烧热，将红椒、青椒、鸡块铺在碗底，土豆铺在上面，蒸约40分钟至熟，反扣在盘子里即可。

功效 土豆含有大量的膳食纤维，能宽肠通便，帮助孕妈妈防止便秘；鸡肉富含优质蛋白质、不饱和脂肪酸，能够帮助孕妈妈增强体力。

问：为什么孕晚期更要注意控制体重？

李大夫答：孕晚期的胎宝宝生长很快，胎宝宝所需的营养都是从妈妈体内获取的，如果孕妈妈进食过多，容易导致营养过剩，使自己超重，引发妊娠高血压、妊娠糖尿病等并发症，还容易造成巨大儿和分娩困难，增加剖宫产的概率。并且肥胖孕妈妈生下的宝宝将来肥胖的概率也相对较高，所以越是到孕晚期，越要注意饮食，多吃富含优质蛋白质、维生素的低脂肉类、蔬菜，增加豆类、粗粮等的摄取，控制糖分和盐分。

问：孕晚期能吃西瓜吗？

李大夫答：孕晚期，孕妈妈常会发生程度不同的水肿和血压升高，西瓜中含有胡萝卜素、维生素C、铁等营养素，吃些西瓜有助于排尿消肿、降血压。但是孕妈妈吃西瓜要适量，因为西瓜含有较多糖分，吃多了会引起血糖波动。另外，不能吃太凉的冰镇西瓜，否则可能会引发腹泻、宫缩等症状，严重的可能引起早产。

问：胎儿宫内生长受限怎么办？

李大夫答：胎儿宫内生长受限，是指孕晚期，孕妈妈连续2周以上无体重增加或者经B超检查发现胎儿发育情况与孕周不相符的现象。造成胎儿宫内生长受限的原因很多，如孕妈妈营养不良、孕妈妈患有某种疾病、胎盘因素、胎儿染色体异常或者畸形等，需要在医生帮助下根据不同的情况采取措施。

问：孕晚期怎样保证营养适度？

李大夫答：孕晚期，胎宝宝长得快，需要存储的营养也增加了，但孕妈妈此时活动不便，运动量相对减少，如果总热量供给过多，容易造成分娩困难。孕晚期要饮食多样化，扩大营养素的摄取范围，同时配合产检观察胎宝宝发育得偏大还是偏小，考虑自身是否患有妊娠高血压、妊娠糖尿病等，综合考虑后制订适合自己的个性化食谱。

问：一直坚持食补，到了孕晚期，还需外加钙片吗？

李大夫答：孕晚期钙的需求量在整个孕期是最高的。如果此时的孕妈妈每天能够喝足500毫升的牛奶或酸奶，同时没有出现抽筋等症状，可以暂不额外补充钙剂。但如果不能摄入足量的奶或奶制品，则每天钙的摄入量达不到推荐量的可能性较大。此时就建议适当补充钙剂。可以视具体情况每天补充300~600毫克，或隔日补充600毫克。

问：孕晚期，怎么合理安排晚餐？

李大夫答：晚餐不要过饱，可以把一天的蛋白质、脂肪等集中于早餐和午餐供给，晚餐则选择一些清淡、好消化的食物，比如清炒蔬菜、蔬菜汤粥等，这样不易增加肠胃负担，避免胃疼和胃灼热。

问：最近体检血压值偏高，是妊娠高血压吗？饮食上要注意什么？

李大夫答：妊娠高血压与妊娠高血压综合征并不完全是一回事。所以当血压偏高而没有伴随其他问题时，状况并不算严重。但无论何种血压偏高，都应限制盐的摄入量，每日控制在6克以内。同时多吃蔬菜水果来补充钾，少摄入脂肪，特别是饱和脂肪。另外，还需要监测尿常规，确定是否有尿蛋白，以排除妊娠高血压综合征。

问：排便一直不太好，应该长期吃粗粮吗？

李大夫答：孕晚期，很多孕妈妈都会出现便秘，粗粮膳食纤维含量高，但这并不能说明粗粮多多益善，最好的方式是科学搭配。长时间大量食用粗粮会影响孕妈妈对钙、铁等矿物质的吸收，还可能造成肠胃负担重。可以做米饭时加入一些杂粮或豆类，把粗粮煮得烂一点来帮助消化吸收。另外，排便不太好还可以通过多吃蔬菜水果来缓解。

孕10月　促进顺利分娩应该怎么吃

胎宝宝：长成了漂亮的小人儿

1. 五官：第 37 周时，胎宝宝现在会自动转向光源，这是向光反应。胎宝宝的感觉器官和神经系统可对母体内外的各种刺激做出反应，能敏锐地感知母亲的思考，并感知母亲的心情、情绪以及对自己的态度。

2. 四肢：手脚的肌肉已很发达，骨骼已变硬，头发已有 3~4 厘米长了。

3. 器官：身体各部分器官已发育完成，其中肺部是最后一个成熟的器官，在宝宝出生后几小时内它才能建立起正常的呼吸模式。

孕妈妈：身体做好分娩准备

1. 这个月孕妈妈会感到下腹坠胀，这是因为胎宝宝在妈妈肚子里位置下降了，不过呼吸困难和胃部不适的症状开始缓解了，只是随着体重的增加，行动越来越不方便。

2. 孕妈妈在这几周都会很紧张，有些孕妈妈还会感到心情烦躁焦急，这也是正常现象。要尽量放松，注意休息，密切注意自己身体的变化，随时做好临产准备。

胎宝宝所需的重点营养

重点营养	胎宝宝的情况	食物来源
蛋白质	胎宝宝的身体发育需要多种氨基酸的参与	瘦肉类、蛋、鱼类、大豆及豆制品
脂肪	开始储存皮下脂肪	植物油、坚果等

孕妈妈所需的重点营养

重点营养	孕妈妈的情况	食物来源
铁	分娩会失血，要及时补充	猪瘦肉、牛瘦肉、猪肝、猪血、木耳、菠菜、黑芝麻等
维生素K	可以防止生产过程中的出血，也可以避免新生儿出血性疾病的发生	菜花、西蓝花、香菜、莴笋、小麦、玉米、燕麦、土豆、青豆、豇豆等
维生素B_1	补充体力，促进分娩	小米、燕麦、花生、猪肉、牛奶等

李大夫特别叮嘱

临产的三大征兆

见红：一般见红后很快会出现规律性的宫缩。如果量少、有淡血丝，可先继续观察，减少活动量，如果出血量较多，颜色较深，并伴有腹痛，要立即去医院。

宫缩：如果出现规律性宫缩，每10~15分钟宫缩一次，痛感一次比一次强，就表示很快要进入产程了。

破水：就是包裹胎儿的胎膜破裂了，流出羊水。一旦破水必须立刻平躺，垫高臀部，不做任何活动，立即去医院。

养胎饮食指南

饮食多样化，更有利于控制体重

孕 10 月是胎宝宝生长的最后冲刺阶段，在保证胎宝宝生长发育的同时又不能让胎宝宝长得太胖，以免胎儿太大影响分娩的顺利进行。孕妈妈还要储备胎宝宝出生所需的营养以及自身分娩要消耗的热量，因此这个阶段的饮食，平衡最重要。孕妈妈可以少食多餐，增加每天进餐的次数，增加副食的种类，这样能保证各种营养素均衡摄入，又能满足热量的需要。

增加大豆及豆制品等优质蛋白质的摄入

整个孕晚期对蛋白质的需求量都是比较高的，要达到每日 85 克（大约相当于 250 黄豆的量），并且增加优质蛋白质的摄入。蛋白质是修复组织器官的基础物质，子宫和乳房的增加，胎宝宝的生长，以及产后乳汁的分泌，都需要大量的蛋白质。

孕晚期，孕妈妈在保证蛋白质摄入总量的同时，除了瘦肉、蛋、鱼类、奶外，可增加大豆、豆腐、豆浆等植物性优质蛋白质的摄入，吸收利用率高，又不易引发肥胖。

宝石妈经验谈

产后经常喝豆浆还能帮助泌乳

我在孕期就基本上每天都喝一杯豆浆，不只喝黄豆豆浆，还有红豆的、黑豆的，搭配黑芝麻、红枣、花生、核桃、腰果这些一起打制，味道特别好，还能补钙、补蛋白质。生完老二，在月子里我也一直坚持喝，所以奶水一直够，纯母乳了六个多月，后来加了辅食后，母乳喂到一岁半。虽然我是高龄产妇，但是产后气色一直不错，我感觉跟喝豆浆有很大关系。

摄入足够的钙，促进胎宝宝骨骼和牙齿钙化

孕晚期，胎宝宝的牙齿和骨骼的钙化明显加速，胎宝宝体内的钙大部分是在孕晚期存储的，所以要继续保持每天 1000 毫克的钙量。同时注意多摄入维生素 D，促进钙的吸收。

补充富含维生素 K 的食物，有助于减少生产时出血

维生素 K 是脂溶性维生素，其主要作用是参与凝血因子的形成，有凝血和防止出血的作用，还参与胎宝宝骨骼和肾脏组织的形成。孕妈妈如果体内缺乏维生素 K，会导致血液中凝血酶减少，容易引起凝血障碍，发生出血症，因此孕晚期要重点补充维生素 K，以避免生产时的大出血。含维生素 K 丰富的食物有菜花、菠菜、莴笋、动物肝脏等。

补充水溶性维生素，促进食欲和肠道蠕动

接近生产，需要补充足够的水溶性维生素，比如维生素 B_1、维生素 B_2、维生素 C 等，这些物质极易缺乏，需要及时补充。充足的水溶性维生素也能提高产后的乳汁质量。对于即将生产的孕妈妈来说，维生素 B_1 尤为重要，可以帮助维持良好的食欲，促进肠道蠕动，还能增加分娩力量，避免产程延长。大多数蔬菜和水果中富含维生素 C，粗粮谷物中 B 族维生素的含量较高。

可乐妈经验谈

喝点蜂蜜水可以帮助顺产

蜂蜜水在孕期经常饮用可以缓解便秘，要生的时候也要准备一些，我当时在宫缩间隙就喝了，感觉能减少疼痛，加上蜂蜜本身含有果糖，还能帮助补充体力，生的时候也更有力气，这是我的亲身体验，准备顺产的孕妈妈可以试试。

越临近分娩就越要多补铁

整个孕期都需要注意铁的补充，临近生产的时候更不能忽视，宝宝的发育需要铁，而分娩时会流失血液，同样需要铁的补充。

富含铁的食物以富含血红素铁的猪瘦肉、牛瘦肉、猪肝、猪血等为好，此外，植物性食物中的木耳、芹菜、菠菜等也富含非血红素铁，搭配富含维生素 C 的食物一同摄入，可以提高铁的吸收率。

在产前最后2周的时候要减少脂肪的收入，以免胎宝宝长得过大，影响分娩。

顺产和剖宫产临产前的饮食

顺产前的饮食

1 少食多餐

一般从规律性宫缩开始，初产妇需 10~12 小时、经产妇需 6~8 小时正式分娩，而这期间会消耗大量的体能，孕妈妈需要持续不断地补充热量才能有足够的体力生产。这时可以少食多餐，一天安排 4~5 餐，可以勤吃，但不要吃得过饱，否则容易引起腹胀、消化不良，影响生产。

3 如果实在吃不下要告诉医生

个别孕妈妈在生产时会非常没食欲，什么也吃不下，这种情况一定要告诉医生，医生会根据孕妈妈的情况输葡萄糖、生理盐水或其他药物，以补充营养，提供热量。如果不及时补充热量，产妇就会体力不足，导致分娩困难，延长分娩时间，甚至出现难产。

2 生产过程中要补充能提高产力的食物

生产是非常消耗体力的，但是产妇胃肠分泌消化液的能力降低，蠕动功能减弱，要选择清淡、容易消化、高糖分或高淀粉的饮食为好，比如烂面条、牛奶、蛋糕、面包等都可以，不要吃不易消化的高脂肪、高蛋白食物。分娩时，孕妈妈还可以吃些巧克力，每 100 克巧克力含碳水化合物 55~66 克，能够迅速被人体吸收利用，增加体能。

可乐妈经验谈

宫缩间隙吃点巧克力

巧克力虽然不适合孕期吃，但生的时候还是能帮忙的。巧克力富含碳水化合物，在体内的吸收速度快，能快速提供热量，补充体力。我当时就吃了巧克力，感觉还是起了很大作用的。

剖宫产前的饮食

1 手术前12小时禁食

一般情况下，剖宫产手术前12小时内孕妈妈不要再进食了。如果进食的话，一方面容易引起产妇肠道充盈及胀气，影响整个手术的进程，还有可能会误伤肠道。另一方面，产妇剖宫产后，失血比自然分娩要多，身体会很虚弱，发生感染的机会就更大，有些产妇还会因此出现肠道胀气等不适感，延长排气时间，对产后身体恢复不利。

2 手术前6小时不宜喝水

手术前6小时不宜喝水，因为手术前需要麻醉，麻醉药对消化系统有影响，可能会引起孕妈妈恶心、呕吐，禁水可以减少这些反应，避免呕吐物进入气管引发危险。

4 剖宫产前不宜滥服滋补品

很多人认为剖宫产出血较多，在进行剖宫产手术前吃一些西洋参、人参等补品增强体力。其实这非常不科学，参类补品中含有人参皂苷，有强心、兴奋的作用，服用后会使孕妈妈大脑兴奋，影响手术的顺利进行。此外，服用人参后，容易使伤口渗血时间延长，对伤口的恢复也不利。

3 禁食前的饮食宜清淡

手术前的饮食以清淡为宜，辣椒、姜、蒜等辛辣刺激性食物会增加伤口分泌物，影响伤口愈合，而肥腻食物同样不利于术后的恢复。因此，手术前孕妈妈适宜吃一些清淡的粥、小菜等。

5 少吃易产气的食物

剖宫产的孕妈妈尽量少吃产气的食物，如黄豆、豆浆、红薯等，因为这些食物会在肠道内发酵，产生大量气体导致腹胀，不利于手术的进行。可以适当吃些馄饨、肉丝面、鱼等，但也不能多吃。

孕 10 月优选食物

豆腐

富含优质蛋白、钙，可为孕妈妈补充大量的钙，还能为胎宝宝肌肉、骨骼发育提供所需的钙和蛋白质。

豆浆

蛋白质含量丰富，脂肪含量低且主要为不饱和脂肪酸。还含有大豆异黄酮等有益健康的植物成分。是孕晚期妈妈经常选用的健康食品。

牛瘦肉

富含蛋白质和铁，能为胎宝宝提供发育所需营养，为孕妈妈的生产储存热量，还能预防孕妈妈贫血。

菜花

富含膳食纤维、胡萝卜素、维生素K和钙、磷等矿物质，其中，维生素K有止血功效，适合孕妈妈产前食用。

土豆

富含 B 族维生素和膳食纤维，能促进孕妈妈的肠胃蠕动、缓解孕期便秘，帮助孕妈妈控制体重。

小米

富含维生素 B_1、氨基酸和碳水化合物，可以为孕妈妈补充体力，促进分娩。

孕10月营养食谱

肉片炒菜花 补铁、助凝血

材料 菜花300克，猪肉100克。

调料 葱花、姜末、蒜末各5克，盐4克，酱油适量，淀粉、香油各少许。

做法

1 菜花洗净，切成小朵，焯烫一下；猪肉洗净，切片，放入酱油、淀粉腌制10分钟。

2 锅置火上，倒油烧热，下姜末、蒜末爆香，放入肉片煸炒至变色。

3 放入菜花翻炒，加盐调味，待菜花熟软时，加香油，撒葱花即可。

功效 菜花富含维生素K，猪肉富含蛋白质、铁。本品能帮助孕妈妈补铁、防贫血，还能参与人体的凝血，避免生产过程中过度失血。

红糖小米粥 补充体力

材料 小米200克，红糖20克。

做法

1 小米淘净，浸泡约30分钟。

2 锅中加适量水，放入小米，中火煮约20分钟。

3 熬至黏稠时，加入红糖，转小火熬2分钟即可。

功效 小米富含维生素B$_1$、氨基酸，红糖有暖胃的作用。用小米粥配合红糖，能暖身，帮助孕妈妈快速补充体力。

问：为了积蓄体力，是不是要好好补补？

李大夫答：有些孕妈妈觉得生产时需要大量体力，因此在临产前就增大饭量或者食用一些补品，其实这是错误的，因为饭量猛增会加重肠胃负担，造成肠胃不适或者消化不良，甚至可能出现更为严重的后果。临产前饮食要重质不重量，少食多餐。食物以口味清淡、容易消化为佳，可以吃些有营养的粥或者清淡的面条汤、藕粉等食物。

问：临产前一周可以吃些什么对生产有帮助？

李大夫答：临产前一周适当进食某些食物能促进顺产的顺利进行，如适量食用西蓝花、紫甘蓝、香瓜、麦片、全麦面包等，以获得对血液有凝结作用的维生素K；适量食用豆类、糙米、牛奶等，以补充身体内的维生素B_1，避免生产时产程延长；适量食用猪肾、牛瘦肉、海鱼、牡蛎、蛤蜊、核桃等高锌食物，有助于增强子宫有关酶的活性，促进子宫收缩，使胎宝宝顺利娩出。

问：临近生产，最近我一直觉得有些紧张，吃什么食物能缓解呢？

李大夫答：到了这个月，很多孕妈妈都会产生产前焦虑现象，这不仅影响母胎的健康，而且不利于分娩。孕妈妈可以在吃的方面入手，来缓解产前焦虑。食物搭配要多样化，不要单一地只吃一种食物，多吃水果、蔬菜和海鲜，每天可以吃1根香蕉，能促进大脑分泌内啡肽，缓解情绪不安，而且香蕉富含镁，有助于镇静情绪。另外，香蕉可润肠通便，预防便秘。

问：一直在服用钙剂和鱼肝油，这个月还用继续吗？

李大夫答：孕期适量服用一些营养素补充剂可以补充膳食中摄入的不足，对宝宝和妈妈均有益处。目前并无证据证明接近临产时使用钙剂和鱼肝油会对宝宝或妈妈产生损害。所以在临产的前几天继续使用或停用都是可以的。如果有所担心，最好是检查血钙及血清25-OHD，根据检查结果来决定用或停。

出现某些小病痛时，
怎么吃不耽误胎宝宝长

感冒

分清感冒症状，区别对待

孕期女性因为抵抗力减弱，身体容易疲劳，往往比平时更容易感冒，但是感冒了也不要过于紧张，首先要分清轻重程度，如果是普通感冒，通过喝水、保证睡眠和吃水果蔬菜就能缓解。但如果是流行性感冒，甚至伴有发热等症状，就要在医生的指导下进行针对性的治疗。不管是哪一种感冒，都需要饮食上的调理配合，这样才更有利于感冒的恢复，也能帮助孕妈妈缓解感冒困扰。

清淡饮食，增进食欲，促进感冒痊愈

孕妈妈患了感冒，饮食宜清淡少油腻，禁食生冷、油腻的食物，既满足营养的需要，又能增进食欲，比如白米粥、小米粥、蔬菜粥、面条等半流食，可搭配一些口感清新的小菜。粽子、冰品、巧克力、海鲜等尽量少食。

孕妈妈感冒容易丧失食欲，应注意摄入充足的营养，以便增强对感冒病毒的抵抗力，要尽量坚持均衡的饮食，尤其是要保证奶类、瘦肉类、大豆等高蛋白食物的摄入量。当然，这些高蛋白食物要尽量做得容易消化一些，如蒸蛋羹、虾仁面条、清蒸鱼等，或者用这些食材来煲汤食用。

多补充水分，加速病毒排出

感冒了更要保证水分的供给，以保持呼吸道湿润，有助于抵抗病毒，促进毒素排泄，缓解感冒症状。如果伴有高热、咳嗽且出汗多，喝水的量一般要达到每日 2000 毫升或更多，以每日至少排尿 6~8 次为宜。

多吃富含维生素 C 的新鲜蔬果

感冒病毒的入侵多数是由于人体免疫系统防御功能下降所致，而维生素 C 能促进免疫蛋白合成，有一定的预防感冒作用，加快感冒痊愈。蔬菜水果中富含维生素和多种矿物质，富含维生素 C 的圆白菜、西蓝花、鲜枣、橘子、猕猴桃等。

少食多餐，减轻胃肠负担

孕妈妈患了感冒，往往食欲减退，尤其是伴有发热时更为突出。这是由于各种消化酶被破坏或活性降低，导致孕妈妈肠胃不适，如果食用过多不易消化的食物，就会出现消化不良，加重胃肠的负担，不利于机体集中力量抗御外邪，有可能延缓感冒的痊愈，甚至加重病情。

所以，饮食宜少食多餐，食欲较好后，可改为半流质饮食，如面片汤、清鸡汤龙须面、小馄饨、菜泥粥、肉松粥、肝泥粥、蛋花粥等。

李大夫特别叮嘱

缓解感冒症状的小办法

鼻塞严重：可以选用安全的生理性海水鼻腔喷雾器护理。

嗓子疼：可以用淡盐水漱口来缓解。

咳嗽：多喝水，睡觉时把头部稍微垫高 30~45 度角。

对抗感冒的食物

白菜

富含维生素 C 等成分，可以利尿通便、清热解毒，促进感冒恢复。

柠檬

柠檬富含维生素C，是人体的天然抗生素，可增强人体免疫力，帮助孕妈妈抗菌、排毒，缓解感冒症状。

葱白

性温、味辛，可以发表散寒，缓解头痛、流鼻涕、打喷嚏等感冒症状。

白萝卜

孕妈妈常吃白萝卜，可以增强自身和胎宝宝的免疫力。白萝卜含维生素 C 和微量元素锌，可以增强孕妈妈的免疫力，提高抗病能力。

鸡肉

鸡肉中含有丰富的磷脂和维生素，可以增强孕妈妈的免疫力。

番茄

含维生素 C 和大量的水分，不仅可以预防感冒，还可以促进人体将感冒病毒排出。

对抗感冒的食谱推荐

豆腐葱白豆豉汤 `发热解表`

材料 豆腐200克，豆豉15克，葱白20克。

调料 盐适量。

做法

1 将豆腐切成小块；葱白洗净，切丝。

2 锅内油烧热，将豆腐块放入锅内略煎，捞出沥油。

3 另起锅，倒入适量清水，加入煎好的豆腐块和豆豉，煮沸后继续煮10分钟，再加入葱白丝继续煮片刻即可。

`功效` 这道汤具有发散风热的作用，适用于感受风热、鼻塞、咽痛的孕妈妈。

草菇炒白菜 `增强抗病能力`

材料 白菜300克，草菇150克。

调料 葱花、姜末、蒜蓉各5克，盐3克。

做法

1 白菜洗净，切成薄片；草菇洗净，一切两半。

2 油烧热，下姜末、蒜蓉、葱花爆香，倒入白菜片炒至六成熟，下入草菇炒熟，放入盐略炒即可出锅。

`功效` 白菜含有大量的膳食纤维和维生素C，草菇富含矿物质和B族维生素，二者搭配可促进排毒、增强机体的抗病能力，还可预防感冒。

失眠

孕期为什么容易失眠

孕期失眠是很多孕妈妈都会遇到的问题，只有睡眠充足，孕妈妈才能更好地孕育胎宝宝，所以要为自己营造良好的睡眠环境。

激素变化	受孕激素的影响，孕妈妈的情绪波动大，各种紧张、焦虑、担忧等情绪容易引起失眠。	孕妈妈要克服不良情绪，睡前做一些放松的事情，如阅读、听音乐等。
饮食习惯改变	由于妊娠反应，孕妈妈的饮食习惯会发生改变，吃得过多或者过少都会引发肠胃不适，造成身体不舒服，自然睡不好。	晚餐要适量，避免过饱，也不要太晚。吃完散散步，有助于消化。
身体不适所致	怀孕期间，日益增大的子宫会压迫孕妈妈的膀胱，出现尿频；还有的孕妈妈会出现抽筋症状，大部分抽筋都在夜间，也容易引起失眠。	调整一下睡姿，找到最舒服的睡姿，可以缓解身体不适。

钙和镁并用，天然的放松剂

如果孕妈妈频繁失眠多梦，这可能在提示你要补钙了，钙不仅是骨骼生长必不可少的元素，也是重要的神经递质。缺钙时会影响大脑神经元的正常代谢，引起神经兴奋性增加致使无法入睡。选择含有适量维生素 D 的钙剂，钙吸收的效果会翻倍。

另外，钙和镁并用，是天然的放松剂和镇静剂。而且缺镁也会导致失眠。因此，补钙的同时也要适量补充含镁丰富的食物，如燕麦、糙米、花生、香蕉等。

足够的 B 族维生素可改善失眠症状

增加 B 族维生素的摄入，可改善脑神经营养供应不足所引起的失眠症状。

维生素 B_1： 参与体内糖代谢，提供脑神经充足的营养。因此，维生素 B_1 是维持神经系统，特别是中枢神经系统不可缺少的营养成分，可消除脑疲劳和全身疲乏。富含维生素 B_1 的食物有：燕麦、花生、猪肉、深绿色的蔬菜、牛奶等。

维生素 B_6： 是氨基酸在代谢利用过程中的重要辅助元素，具有合成血红蛋白、稳定情绪的功能，能缓解失眠。富含维生素 B_6 的食物有：动物肝脏、大豆、紫甘蓝、糙米、蛋、燕麦、花生、核桃等。

维生素 B_3： 也叫烟酸，可参与体内生物氧化还原反应，对维持机体新陈代谢不可缺少，对神经衰弱及失眠有一定辅助治疗作用。可缓解全身乏力、烦躁、抑郁、健忘等症。富含维生素 B_3 的食物有：牛肉、羊肉、猪肉、鱼肉、花生、小米等。

晚餐不要吃太饱

胃部产生不适会影响孕妈妈入眠，尤其是一旦错过最佳睡眠时间，就容易导致睡眠质量差或者很长时间睡不着。因此，晚餐一定不要吃太饱，以免引起胃部不适，尤其是不要将增加腹胀感的食物放在晚餐食用，如豆类、洋葱、韭菜、红薯等。

睡前不要吃油腻食物，否则会增加消化负担，影响睡眠。

可乐妈经验谈

睡前一杯牛奶有助睡眠

牛奶含有色氨酸和肽类，能促进大脑细胞分泌出使人昏昏欲睡的神经递质——5-羟色胺，能调节人体生理功能，让人感觉舒适，解除疲劳。因此，孕妈妈最好在睡前半小时喝一杯牛奶，这样孕妈妈就能睡一个香甜的好觉了。

缓解失眠的食物

小米

小米中含有色氨酸，色氨酸能够促使大脑神经分泌使人困倦的血清素，使大脑神经活动暂时受到抑制，有助于入眠。

油菜

富含维生素C和钙，具有助眠作用，有失眠症状的孕妈妈可以多食用油菜。

红枣

红枣中含有黄酮类物质，有镇静、催眠作用，能很好地缓解孕妈妈的失眠症状。

百合

百合具有安心、定神的功效，对孕妈妈有可能出现的失眠症状有较好的缓解作用，孕妈妈可用百合、大米熬粥食用。

葡萄

葡萄含有丰富的葡萄糖、蔗糖、维生素C等物质，能够营养神经和脑组织，从而调整大脑皮质功能，可有效缓解失眠。

牛奶

含钙和色氨酸，可以稳定神经，让人产生一定困意，对改善睡眠有一定的帮助。

缓解失眠的食谱推荐

百合莲子红豆粥 安神助眠

材料 糯米、红豆各70克，莲子50克，干百合15克。

做法

1 糯米、红豆分别洗净，用水浸泡4小时；莲子洗净，去心；干百合洗净，泡软。

2 锅置火上，加适量清水煮沸，放入红豆煮至七成熟，再把糯米、莲子放入锅中，用大火煮沸，转用小火熬40分钟，放入百合煮至米烂粥稠即可。

功效 红豆可以养心安神，莲子可以清心润燥，百合具有很好的安眠作用。这道粥很适合孕妈妈食用，不仅能补充丰富的营养，还能助眠。

鳝鱼小米粥 提升睡眠质量

材料 小米100克，鳝鱼80克。

调料 姜丝、葱花各少许，盐2克。

做法

1 小米淘洗干净；鳝鱼去头和内脏，洗净，切段。

2 油烧热，下姜末、葱花爆香，倒入适量清水煮沸，放入小米煮约15分钟，放入鳝段、姜丝，转用小火熬至粥黏稠，加盐、葱花调味即可。

功效 经常食用小米粥可以改善失眠，不仅可以做鳝鱼小米粥，还可以加入莲子、百合等清心宁神的食材一同做粥，有很好的催眠效果。

便秘

为什么会发生孕期便秘

很多孕妈妈都遭遇过便秘的烦恼，这是因为孕激素使胃酸分泌减少，胃肠道的肌肉张力和蠕动能力减弱，食物在肠内停留的时间变长，加之日渐增大的子宫压迫直肠，使孕妈妈腹壁肌肉变得软弱、腹压减小，如果再加上喝水少、吃蔬果少、运动少，就更容易便秘了。

孕期便秘的影响

一般来讲，便秘不会危及胎宝宝，但是如果长期便秘，排便非常困难，排便时过于屏气用力，有可能会刺激子宫收缩，诱发流产或者早产。因此，长期便秘一定要引起重视。

膳食纤维促进肠道蠕动，帮助排便

孕妈妈可在饮食中适量增加富含膳食纤维的食物，能促进肠道蠕动、保护肠道健康、预防便秘，还能帮助孕妈妈控制体重，预防龋齿，预防妊娠糖尿病。

蔬果、粗粮、豆类都含有丰富的膳食纤维，常见食物来源有银耳、木耳、紫菜、黄豆、豌豆、荞麦、绿豆、红枣、玉米、燕麦、石榴、猴头菇、桑葚、黑米、芹菜等。粗杂粮做成粥食用，可增加粪便体积、促进肠道蠕动，帮助排便。

增加膳食纤维摄入的方法

1 主食中增加糙米、小米、红豆、绿豆等粗杂粮，并适当用土豆、红薯等薯类代替主食。

2 水果要彻底洗净，最好连皮一起吃，很多膳食纤维集中在外皮中，水果和蔬菜可以打汁饮用，但饮用时最好不要过滤，否则会滤掉大部分的膳食纤维。

3 将每日要摄取的肉类分量减少，增加大豆的摄入，可获取更多的膳食纤维，还能减少热量。

多喝水可改善便秘

水能润滑肠道，还能软化粪便，促进排便，因此发生便秘时，一定要注意多喝水，每天达到 1500~1700 毫升。便秘期间喝水要大口大口喝，吞咽动作快一些，这样，水能够尽快地到达结肠，刺激肠蠕动，促进排便。

多吃蔬菜和水果

蔬菜和水果中富含膳食纤维以及多种维生素和矿物质，可以促进肠道蠕动，防止便秘的发生。孕期每天的蔬菜总量最好达到 500 克，水果可达到 200~350 克。

适量摄入油脂类食物，润滑肠道

适量摄入油脂，有润肠的功效，促使粪便顺利从肠内通过，但同时一定不能过量摄取，否则会引起肥胖。除了炒菜时所用的植物油外，每天还可适当吃点花生、核桃、芝麻、松子等坚果类食物。

孕期便秘的孕妈妈可以在每天清晨空腹喝一大杯温水，使水能在肠道吸收之前到达结肠，促进排便。

宝石妈经验谈

多运动、保持好心情可缓解便秘

我怀老二的时候也出现过便秘的情况，当时就很烦躁，可是越烦躁就越排不出来。后来我听了医生的建议，除了饮食上调整以外，每天还坚持室外运动1小时，因为身体动起来肠子才能动起来，慢慢地就改善了，我生完孩子以后也没有出现过产后便秘。

每天一杯酸奶

酸奶含有乳酸菌，能够维护肠道菌群的平衡，抑制有害菌的活动，令肠道环境得以改善，可有效缓解慢性便秘，还能预防肠癌等消化系统癌症，孕妈妈可以每天坚持喝一杯。

改善便秘的食物

燕麦

富含 β - 葡聚糖，能刺激肠道蠕动，使粪便通过大肠的时间缩短，避免粪便对肠壁的腐蚀。

黄豆

含有膳食纤维、钙、优质蛋白质等成分，能促进排便，还能帮助孕妈妈补钙。

核桃

核桃中所含的不饱和脂肪酸有助于润肠通便，缓解便秘，还能促进胎宝宝大脑发育。

白菜

白菜中的膳食纤维具有润肠通便的作用，可增强肠胃蠕动，减少粪便在体内的存留时间，促进排便。

苹果

富含膳食纤维、维生素 C、钾等成分，可以补充营养，又能缓解便秘。

红薯

红薯富含膳食纤维，可润肠通便、清肠排毒。红薯中的膳食纤维还有改善肠道菌群的作用，可使双歧杆菌等有益菌群活化、繁殖。

改善便秘的食谱推荐

南瓜红枣燕麦粥 缓解便秘

材料 南瓜400克，燕麦片80克，红枣6颗，枸杞子10克。

做法

1 将南瓜去皮、去瓤后切小块；红枣、枸杞子洗净，红枣去核。

2 砂锅中放入适量水，倒入切好的南瓜块，煮开后再煮20分钟左右。

3 放入燕麦片、红枣、枸杞子，续煮10分钟左右即可。

功效 这道粥不仅富含膳食纤维，有利于润肠通便，还能补充丰富的维生素和矿物质，口感香甜，十分美味。

木耳炒白菜 润肠排毒

材料 白菜250克，干木耳15克。

调料 盐3克，白糖5克，生抽10克，水淀粉15克。

做法

1 白菜洗净，切片；木耳用水发好，撕成小朵，洗净。

2 锅内倒油烧至六成热，放入白菜片煸炒至发蔫，放入木耳煸炒。

3 调入生抽和白糖，翻炒至八成熟，放入盐略炒两下，勾入水淀粉收汁即可。

功效 白菜中含膳食纤维，木耳中含胶质，两者搭配能帮助肠道内的毒素快速排出体外。

腿抽筋

出现腿抽筋的症状及原因

腿抽筋是孕中晚期常见的一种不适症状，大部分孕妈妈都会出现腿抽筋的现象，大可不必过于担忧。引起腿抽筋的原因通常有这样几个：

1

由于孕妈妈的体重不断增加，导致双腿的负重也慢慢增加，而腿部的肌肉经常处于疲劳的状态，引起腿抽筋。

2

孕期对钙的需求量会增加，尤其是孕中期和孕晚期，如果饮食中的钙摄取量不足，很容易引起小腿抽筋。

3

夜间孕妈妈体内的血钙水平比白天要低，加上夜里如果着凉，就很容易在夜间出现小腿抽筋的现象。

多吃高钙食物可缓解腿抽筋

引起腿抽筋的原因中，比较常见的原因就是身体缺钙。如果确定是由于缺钙引起的腿抽筋，那么就必须要补钙。尤其是到了孕晚期，胎宝宝的骨骼发育需要大量的钙，如果饮食补充不足，那么胎宝宝会和孕妈妈争夺钙，造成孕妈妈骨质疏松等症状。如果孕妈妈严重缺钙，胎宝宝体内钙质不足也会引发一系列病症。

孕妈妈的膳食要选用含钙量高而又有益于营养平衡的新鲜食品，如牛奶及奶制品、紫菜、豆类及豆制品、香菇等。

服用钙片有讲究

如果通过食物的方法不能有效及时地帮助身体补充足量钙质的时候，可以考虑在医生的指导下服用钙片来补钙，切勿私下随意大量补充钙质，以免反倒给身体带来负担。

夜晚是血钙浓度最低的时候，如果服用钙片的话，晚上更合适，但最好不要饭后立即吃，可间隔半小时。因为钙易与食物中的草酸、植酸相结合，影响吸收。

避免食用影响钙吸收的食物

富含草酸的食物能与钙结合成不溶性物质，影响钙的吸收，应避免大量食用。如香菜、竹笋、芹菜等。

补充维生素 D：食补和晒太阳

维生素 D 能促进人体对钙质的吸收，避免因为缺钙出现腿抽筋。平常要注意吃些海鱼、动物肝脏、蛋黄、瘦肉、奶制品等。除了通过食物来补充维生素 D 之外，更应该通过晒太阳的方式补充维生素 D，以达到促进钙吸收的目的。

摄入足量的钾和镁可缓解腿抽筋

孕妈妈的身体缺钾和镁也有可能导致腿抽筋，摄入足够的钾和镁能够帮助孕妈妈防治肌肉痉挛。富含钾或镁的食物有香蕉、紫菜、海带、油菜、土豆、谷类等。其中，富含镁的紫菜被誉为"镁元素宝库"，富含钾的香蕉还含有能让人开心的泛酸，解除忧郁，对长期精神紧张也有不错的缓解效果。

维持电解质平衡能缓解腿抽筋

如果在炎热的夏天，或者孕妈妈活动量较大导致大量出汗时，体内液体和电解质大量丢失，代谢物堆积，肌肉局部的血液循环不好，也容易发生腿抽筋的现象。需要及时补充液体，帮助身体保持充足的钠、钾、镁、钙等矿物质和水分。

晨宝朵妈经验谈

我是如何快速缓解腿抽筋的

我怀着我们家宝宝的时候，发生过几次腿抽筋的情况，我按照自己在书上看的方法缓解了抽筋的症状，现在介绍给孕妈妈们：在户外活动时发生小腿抽筋，可以把腿绷直，然后翘起大脚趾，很快就会不疼。但是如果腿抽筋症状没有缓解，可以尽量使小腿蹬直、肌肉绷紧或局部按摩小腿肌肉，都可以缓解抽筋疼痛的症状。

还有，腿抽筋一般容易发生在夜里，我一般会在睡觉前用温水泡脚或者热敷小腿，哪怕是夏天，也不让小腿吹到风或冷气，采用侧卧姿势，将脚部稍微抬高。睡前，将脚趾向上伸展几次，小腿后部的肌肉马上就得到了舒张，很舒服，孕妈妈们不妨试一下。

预防腿抽筋的食物

牛奶

牛奶是人体钙的最佳来源，而且钙磷比例非常适当，利于钙的吸收，能够帮助补充身体所需要的钙元素，防治腿抽筋。

香蕉

香蕉中含有丰富的钾元素，能够帮助孕妈妈防治肌肉痉挛，避免引起腿抽筋。

虾皮

虾皮富含铁、钙、镁、磷等矿物质，对由缺钙和镁引起的抽筋，有一定的食疗效果，但其含盐较多，食用前要多洗几次减少盐分。

土豆

土豆富含钾、维生素C，对肌肉痉挛、小腿抽筋有很好的减缓作用。

海带

海带富含钾，可帮助身体多余水分的代谢，钾还有缓解肌肉痉挛的作用。

紫菜

紫菜富含镁，能很好地缓解腿抽筋的症状。

预防腿抽筋的食谱推荐

奶酪土豆泥 补钙、补钾

材料 土豆200克，奶酪20克，牛奶100克。

调料 黑胡椒碎、花椒、鸡汤、盐各适量。

做法

1 土豆去皮，煮至烂熟，压成泥，放入小碗中。

2 把奶酪、牛奶加入土豆泥中，不断搅拌均匀。

3 另取锅烧开鸡汤，放入黑胡椒碎和花椒，煮透后加盐调味，去掉花椒。

4 将调配好的鸡汤倒入土豆泥中，可根据口感决定稀稠。

功效 土豆富含钾，奶酪和牛奶富含钙，一起食用不仅利于消化，还能补充丰富的钙质，强健孕妈妈的骨骼，防止腿抽筋。

虾皮烧冬瓜 补钙、消肿

材料 虾皮10克，冬瓜300克。

调料 盐适量。

做法

1 将冬瓜洗净，削皮，切成小块；虾皮用水洗净，去除大部分盐分。

2 锅内倒入适量油，待油烧热时，下冬瓜块翻炒，待冬瓜变色后加入虾皮和盐，略加清水，搅匀，盖上锅盖，大火煮沸后转小火烧透入味即可。

功效 虾皮含钙量极其丰富，冬瓜有消除水肿的功效，很适合孕期腿抽筋或者水肿的孕妈妈食用。

牙龈炎

孕期为什么会出现牙龈炎

孕妈妈体内激素发生较大改变，容易引发口腔炎；妊娠反应强烈，呕吐可能导致唾液变酸，使得牙齿被酸化和脱矿，容易生成牙菌斑；怀孕后多饮多食，没有及时清洁口腔，导致食物残渣滞留，这些原因都会导致孕期牙龈炎的发生。

补充维生素 C 可预防牙龈炎

怀孕期间缺乏维生素 C，孕妈妈容易抵抗力下降，还会影响孕妈妈对铁的吸收和牙齿的坚固，从而引发牙龈肿胀出血、牙齿松动等症状。适量补充维生素 C 可以维持牙齿和骨骼的健康，增加机体的抗病能力，促进牙龈炎痊愈。

鲜枣中的维生素C含量很高，每100克高达243毫克。

维生素 C 主要存在于新鲜的水果和蔬菜里，含量比较丰富的有鲜枣、柑橘类、草莓、猕猴桃、青椒、番茄、菠菜、菜花等。

选择维生素 C 的蔬果越新鲜越好，而且要洗完再切，最好是生吃，或减少加热时间。加热烹调、太阳直照、浸水等，都会让蔬果中的维生素 C 大幅度减少。

补充钙质，坚固牙齿

骨质疏松容易导致牙龈炎，可以多吃富含钙质的食物来强化骨骼，从而改善牙齿疾病。含钙丰富的食物有豆类及豆制品、牛奶及奶制品、海产品等。

多吃生蔬菜可清洁牙龈

蔬菜不仅含有丰富的维生素，还含有很多膳食纤维，尤其是生的蔬菜。生蔬菜由于膳食纤维没有被破坏，在食用的时候能帮助清洁口腔、刺激牙齿及牙龈，孕妈妈不妨每天食用一点适宜生吃的蔬菜，以避免牙龈炎。可以每天换不同品种的蔬菜拌凉食用，但是一定要确保将蔬菜清洗干净后食用。

饭后注意勤漱口

孕妈妈一旦患了牙龈炎，就必须十分注意自己的口腔卫生。除了早晚刷牙外，每次吃完饭后最好漱漱口，这样可以避免唾液中的细菌大量滋生从而影响口腔健康。

远离刺激性食物

孕妈妈还应该远离不利于牙龈健康的食物，比如各种辛辣食物，如辣椒、大蒜、咖喱等；煎炸食物，如烧烤、炸薯片等。这些刺激性食品都会严重损害口腔黏膜以及牙龈健康。如果过量食用这类食物，还有可能会使疼痛加重，使炎症进一步扩散。

不要吃过硬的食物

孕妈妈还要特别注意，尽量不要吃过硬的食物，尽量煲点粥和汤水喝。硬的食物，如各种各样的坚果、干果，虽然是非常健康的零食，但对于患有牙龈炎的孕妈妈而言，如果大量食用的话，势必会导致炎症更加严重。如果特别想吃，可以将坚果碾碎或者打成粉末状，放在粥里食用。

李大夫特别叮嘱

用软毛牙刷刷牙

一般来说，如果牙龈总是出血，可以去医院查一下血常规和凝血四项，如果一切正常，就没必要担心，只是妊娠期牙龈炎，产后会慢慢痊愈。孕妈妈患了牙龈炎后，牙龈比较脆弱，应使用软毛牙刷刷牙龈及舌头，对牙龈很有好处。刷牙时不要忽略容易堆积牙垢的牙龈边缘，将牙刷倾斜45度角，由内向外刷，清除食物残渣时尽量不碰伤牙龈，如此可预防牙龈发炎。轮流使用两支牙刷，这样做可以使另一支有时间完全风干，从而减少细菌滋生，这对牙齿的健康非常重要。

缓解牙龈炎的食物

黄瓜

富含膳食纤维和水分，有清热去火的功效，常吃黄瓜对防治牙龈疾病有益，还能使口气更清新。

番茄

含有维生素 C、番茄红素和叶酸，维生素 C 有助于胶原蛋白的合成，能强健骨骼及牙齿，还可预防牙龈出血，缓解牙龈炎。

苦瓜

苦瓜中含有丰富的维生素 C，苦瓜还有清热祛湿的功效，用于因牙龈炎引起的牙龈肿痛等。

鱼肉

鱼肉富含钙、铁、磷、镁，十分有利于牙齿坚固，同时鱼肉质地松软，很适合患有牙龈炎的孕妈妈食用。

苹果

苹果含有多种营养物质，如铜、碘、锰、锌、钾等矿物质，还含有维生素 C，适合患有牙龈炎的孕妈妈食用。

橙子

橙子含有丰富的膳食纤维、维生素 C、叶酸、钙、磷、钾等，可提升孕妈妈的免疫力，同时缓解牙龈出血等症状。

缓解牙龈炎的食谱推荐

番茄炒鸡蛋 补充维生素C

材料 番茄250克，鸡蛋2个。

调料 葱段5克，盐、白糖各3克。

做法

1 将鸡蛋洗净，打散；番茄洗净，去皮，切块。

2 锅置火上，放油烧热，下蛋液炒至凝固、表面金黄，捞出。

3 锅中再次放油烧热，爆香葱段，放入番茄块翻炒，待番茄出沙，放白糖、炒好的鸡蛋和盐，翻炒均匀即可。

功效 番茄维生素C含量丰富，鸡蛋含有蛋白质和铁，二者一起食用能增强人体的免疫力，而且口感香甜，质地松软，很适合患有牙龈炎的孕妈妈食用。

橙香鱼柳 消炎、防出血

材料 鱼柳100克，橙子1个。

调料 盐、白胡椒粉各2克。

做法

1 鱼柳洗净，切成小块，用盐和白胡椒粉腌渍15分钟；橙子去皮及子，切成小块。

2 锅置火上，倒油烧热，将腌好的鱼块煎成金黄色，盛出。

3 将橙子块放入料理机内打成汁后倒出；将未打碎的大颗粒去除，将橙汁和细蓉均匀地浇在鱼块上即可。

功效 橙子含有丰富的维生素C，鱼的钙含量很丰富，二者做菜食用能补充营养，缓解孕妈妈牙龈肿痛、出血等。

水肿

孕期为什么会水肿

孕期水肿主要是由于随着孕龄的增加子宫变大，下肢血管受到压迫，影响下肢静脉回流所致。除此之外，内分泌功能发生变化，体内水钠潴留较多，也是引起孕期水肿的原因之一。另外，孕期血液稀释，血容量增加，但红细胞增加的幅度不如血浆增加的幅度大，血液相对变稀，血浆胶体渗透压降低，这样就使血液中的水分容易渗透到组织间液中，从而造成下肢水肿。

别把水肿当肥胖，排查异常水肿

孕中晚期，孕妈妈会出现下肢水肿，是正常现象。孕妈妈要学会区分肥胖和水肿，以便及时发现问题，采取对应措施。

如果是凹陷性水肿，即用手指按压后被压处出现一凹陷，但不严重，凹陷复原快，休息 6~8 小时后，水肿消失，那么无须就医。但如果水肿严重，指压时出现明显凹陷，恢复缓慢，休息之后水肿并未消退，就要警惕发生妊娠高血压的可能，需要全面检查治疗。

饮食清淡，少吃盐，减少水钠潴留

盐中所含的钠会使水分潴留体内，成为水肿、高血压、蛋白尿等妊娠高血压疾病的原因之一。为了预防这些疾病，孕妈妈饮食要清淡，要多吃蔬菜、菌菇等清淡的食物。而且这时候要减少盐分，也要避免在外就餐。

正常人每天的食盐建议摄入量是 6 克内，孕妈妈可以在此基础上进一步减少用盐量，而对于孕前就有高血压的孕妈妈来说，更要减少食盐用量。

减少盐分摄入，可以使用香味浓郁的调料，比如葱、姜、蒜、醋、芝麻等，也可以利用番茄和柠檬这些气味浓郁的蔬菜和水果。

不吃烟熏、腌制食物以及刺激性食物

烟熏食物和腌制食物，比如猪肉脯、熏烤火腿、腌酸菜等，含有很多的盐，不适合孕妈妈多吃，有孕期水肿的孕妈妈更应注意。有水肿的孕妈妈还应慎食辛辣刺激性食物，比如大量的葱、蒜、韭菜、生姜、辣椒、花椒、胡椒、桂皮、八角等，否则不利于病情恢复。

摄入足量的维生素和矿物质可促进代谢

单一的饮食结构极易造成某些营养素的缺乏，因此平时要调整自己的饮食结构。

粗粮的营养丰富，富含矿物质、维生素、膳食纤维，如小米、玉米、糙米等粗粮的微量元素含量较多，可提高免疫力，促进新陈代谢，对消除孕期水肿十分有益。

同时，每餐尽量食用5种以上的蔬菜，加餐用水果或蔬菜代替零食，这些食物都能通过帮助人体内循环来促进机体代谢，缓解水肿现象。

蔬菜和水果中含有人体必需的多种维生素和矿物质，有助于提高孕妈妈抵抗力，加强新陈代谢，还具有解毒利尿等作用。平时可以适当摄取富含维生素 B_1 的猪肉、花生等，富含维生素 C 的草莓、柠檬及黄绿色蔬菜，富含维生素 E 的南瓜、大豆、杏仁等，富含钾的香蕉、菌菇、薯类等。

李大夫特别叮嘱

发生严重水肿时需进行进一步检查

水肿严重的时候，还需要通过如下方法进一步检查：24 小时尿蛋白定量、血常规、血沉、血浆白蛋白、血尿素氮、肌酐、肝功能、眼底检查、肾脏 B 超、心电图、心功能测定。具体需要做哪项检查，医生会根据孕妈妈的身体情况而定。

补充足够的蛋白质可缓解水肿

孕妈妈体内如果长期缺乏蛋白质，就无法适应子宫、胎盘、乳腺组织的变化，尤其是在孕晚期，会因血浆蛋白降低而引起水肿，并且会造成胎宝宝生长发育迟缓，出生体重过轻，甚至影响其智力发育。所以，每天一定要保证足够的肉类、蛋类、奶类、豆类及豆制品等富含蛋白质的食物，以提高血浆中白蛋白含量，从而缓解水肿。

有轻微水肿者适当吃利尿食物

为了满足胎儿生长发育的需要，体内血浆和组织液增多，容易造成水肿。孕妈妈有轻微的水肿是正常现象，可以每天多进食具有利尿作用的食物，如冬瓜、黄瓜、红豆等，以缓解水肿症状。

一次喝太多水容易水肿

孕妈妈虽然出现水肿，但是一般生理性水肿无须限制饮水量，摄入足够的水还能够促进新陈代谢、预防尿道炎。但是由于孕妈妈胃部容纳食物的空间不多，所以不要一次性地大量饮水，否则会影响进食，也不利于排泄，从而加重水肿，可以少量多次饮水。

可乐妈经验谈

如有轻微水肿，睡觉时可把腿垫高点

我在孕中期，腿部有水肿的现象，身边的孕妈妈们说，睡觉的时候左侧躺，并且把脚垫高，可以增加子宫胎盘血流的灌注量和肾血流量，使回心血量和各器官的血液供应量增加，有利于减轻水钠潴留和水肿。我就在睡觉时试了一下，左侧躺并用软垫或枕头垫高脚的位置，使脚的位置比心脏高些，这样能促进血液循环，水肿果然减轻了，也没有那么疲劳了。一般来说，水肿对肚子里的胎宝宝是没有影响的，孕妈妈不要过于担心。

缓解水肿的食物

冬瓜

利尿消肿是冬瓜的主要功效，冬瓜还富含钾元素、多种维生素和膳食纤维，可促进肠胃蠕动，排出废物和毒素，是消除水肿的好帮手。

红豆

红豆含有丰富的钾元素，有助于排出体内多余盐分。红豆中含有的皂角苷具有很强的利尿作用，另外，红豆有刺激肠道的功效，能够清除体内毒素和多余的水分，促进血液和水分的新陈代谢。

燕麦

燕麦性味甘平，能益脾养心、敛汗。燕麦中含有丰富的膳食纤维，可以增加饱腹感、消水肿。可将天然燕麦和牛奶搭配，营养又消肿。

海带

海带中含有甘露醇和大量的碘元素，是利尿消肿的好帮手。

鲤鱼

鲤鱼具有利水祛湿、利尿消肿的作用，能帮助去除体内多余的水湿。

西瓜

西瓜含有大量的水分、维生素和膳食纤维，具有很强的利尿作用，能使盐分排出体外，减轻水肿。但西瓜不宜食入过多，以免影响血糖。

缓解水肿的食谱推荐

红豆鲤鱼汤 缓解孕期水肿

材料 鲤鱼1条，红豆50克。

调料 姜片、盐、淀粉各适量，陈皮10克，香菜段少许。

做法

1 将鲤鱼宰杀，去鳞、鳃及内脏，洗净；红豆洗净，浸泡4小时。

2 将鱼裹上淀粉后过油煎一下；锅中加水，烧开后加红豆及陈皮、姜片，熬煮1小时，放入鲤鱼煮至豆熟时，加入盐调味，撒上香菜段即可。

功效 红豆、鲤鱼都有很好的利水利尿、健脾祛湿的功效，搭配食用功效更显著，一起熬汤不仅味道清淡又富有营养，还可以缓解妊娠水肿。

红烧冬瓜 改善水肿

材料 冬瓜300克，青椒、红椒各20克。

调料 葱末、蒜末各5克，酱油、蚝油各8克。

做法

1 冬瓜去皮，切成小方块；青椒、红椒洗净，去蒂及子，切粒。

2 锅内倒油烧热，放入冬瓜块煎香，放青椒粒、红椒粒炒香。

3 加适量清水没过冬瓜，加酱油烧开，待汤汁快收干，加蚝油搅匀，撒葱末、蒜末即可。

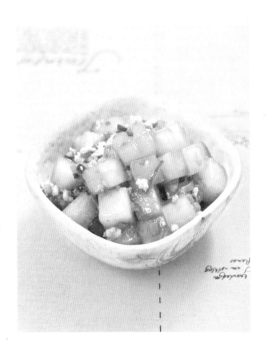

功效 这款菜具有利尿、促食的作用，有改善水肿的功效，非常适合有轻微水肿的孕妈妈食用。

特殊症状孕妈妈
怎么吃最安胎

血脂偏高者

孕期为什么会出现血脂偏高

血脂偏高是由于血液中胆固醇和（或）甘油三酯超出正常值而引发的。孕妈妈出现血脂偏高一般是由于总热量摄入过多，运动量不够，或者孕激素导致脂肪代谢能力降低，从而引起甘油三酯、胆固醇偏高，导致血脂异常。

控制总热量

孕妈妈要将血脂控制在正常范围内，首先要控制总热量的摄入。在控制总热量的前提下，增加粗粮、蔬菜等低热量、高膳食纤维食物的摄入，用低热量食物代替高热量食物可避免发胖，控制血脂升高。比如在做米饭或煮粥时，加入杂豆或者粗粮，再比如每天增加蔬菜尤其是绿叶蔬菜的摄入量，用低脂肪的去皮禽肉、鱼肉来代替去皮畜肉，或者适当用豆制品代替肉类。

减少饱和脂肪酸的摄入

摄入过多饱和脂肪酸可增加甘油三酯和坏胆固醇的含量，不利于将血脂控制在正常水平，应提防饱和脂肪酸的摄入量。

由于饱和脂肪酸主要存在于肉类脂肪中，所以选肉时应有所辨别。鱼、鸭、鸡肉等白肉与猪、牛、羊肉等红肉相比，饱和脂肪酸含量较低，因此，白肉可作为肉类的首选，特别是三文鱼、鳕鱼等深海鱼类含有较多的多不饱和脂肪酸，对于降血脂具有重要作用，而红肉中，可选择热量偏低的瘦牛肉。

此外，植物油中不饱和脂肪酸较丰富，能够降低血液中甘油三酯和胆固醇水平。因此，血脂异常的孕妈妈宜少吃动物油，选择橄榄油、葵花籽油、花生油等植物油。

避免过量摄入碳水化合物和油脂

甘油三酯是导致孕妈妈血脂偏高的一大主因，而饮食不当是导致体内甘油三酯增加的主要因素，血脂异常的孕妈妈除了控制每日的热量摄入，还要控制甜食的摄入，包括糖分过高的水果，以免过多的葡萄糖、果糖变化成脂肪造成甘油三酯升高；要远离油腻食物，像红烧肉、地三鲜等尽量少吃，以免引起甘油三酯升高，不利于高脂血症的康复。

限制胆固醇的摄入

血脂异常的另一大因素就是血浆中胆固醇水平过高。孕妈妈想要将血脂控制在正常范围，一定要限制胆固醇的摄入。一些胆固醇含量高的食物应避免摄入，如动物内脏、肥肉、动物皮等。

吃肉时，血脂异常的孕妈妈可以在烹饪技巧上有所注意，能有效减少脂肪摄入。

选瘦肉

尽量选脂肪少的瘦肉，少选五花肉之类夹有脂肪的肉。另外，腊肉、香肠、咸肉等最好少吃。

热水焯

对于油脂多的肉类，可以用热水焯烫一下，然后放凉，水面会出现一层白色的固状脂，倒掉水后再烹饪。

去掉脂肪层

烹饪前，去掉禽肉的皮和畜肉的油脂多的部位。

蒸着吃

可以搭配蔬菜蒸着食用，也可以降低胆固醇的摄入。

每天摄入 25 克膳食纤维

膳食纤维不会导致热量的增加，还能清理肠道，促使肠道中多余的甘油三酯、胆固醇排出体外，降低孕妈妈的血脂水平，因此，血脂偏高的孕妈妈应该增加摄入富含膳食纤维的食物，一般来说，每日膳食纤维的摄取量要达到 25 克。富含膳食纤维的食物有燕麦、糙米、玉米、芹菜、圆白菜、木耳、海带等粗粮、蔬菜、菌藻类食物。

重点推荐食物

木耳

木耳含有木耳多糖，可明显降低甘油三酯和血清总胆固醇的含量，起到降脂的作用，具有减轻动脉粥样硬化的功效。

海带

海带含不饱和脂肪酸和丰富的膳食纤维，可清除血管壁上的胆固醇，促进胆固醇的排泄，降低孕妈妈血液中的胆固醇。

黄瓜

黄瓜热量和脂肪含量都很低，其所含的膳食纤维能够促进肠道蠕动，从而减少机体对胆固醇的吸收，起到降血脂的作用。

荞麦

荞麦含有芦丁，能促进细胞增生和防止血细胞凝聚，具有扩张冠状动脉、降血脂的功能。

柚子

富含维生素 C，能调节脂质代谢，促进脂肪的转化和排出，能够有效降低血液中的胆固醇和甘油三酯。

三文鱼

三文鱼含有多不饱和脂肪酸，能降低血液中甘油三酯水平，升高高密度脂蛋白胆固醇，增强血管弹性，防止心血管疾病的发生。

营养食谱

海带炖豆腐 清除胆固醇

材料 豆腐300克，干海带100克。

调料 葱花、姜末各5克，盐3克。

做法

1 将海带用温水泡发，洗净，切成块；豆腐先切成大块，放入沸水中煮一下，捞出凉凉，然后切成小方块备用。

2 锅内倒入适量油，待油烧热时，放入姜末、葱花煸香，然后放入豆腐块、海带块，加入适量清水大火煮沸，再加入盐，改用小火炖，一直到海带、豆腐入味时出锅即可。

功效 豆腐能为孕妈妈提供大量的蛋白质和钙，海带含有膳食纤维，能清除附着在血管壁上的胆固醇，达到降血脂的功效。

荞麦面煎饼 清脂通便

材料 荞麦面150克，鸡蛋1个，豆腐丝100克，猪瘦肉50克，圆白菜、青椒各30克。

调料 酱油、盐各适量。

做法

1 鸡蛋打散；猪瘦肉洗净，切丝；荞麦面中加入鸡蛋液、盐，先和成硬面团，再分次加水，搅拌成糊状；青椒、圆白菜洗净，切丝。

2 将平底锅烧热，涂上油，倒入适量面糊，提起锅来旋转，使面糊均匀地铺满锅底，待熟后即可出锅。

3 将肉丝、圆白菜丝、豆腐丝加盐、酱油炒熟，加入青椒丝略炒，卷入煎饼内即可。

功效 荞麦煎饼加入适量的瘦肉、鸡蛋和豆腐丝食用，可以补充身体所需蛋白质，还能促使多余脂肪排出体外。

妊娠糖尿病

什么是妊娠糖尿病

妊娠糖尿病是指怀孕前未患糖尿病，而在怀孕时才出现高血糖的现象，发生率为10%~15%，如果血糖控制不好，容易发生流产、早产、羊水过多、巨大儿等；由于妊娠糖尿病患者对葡萄糖的利用率降低，在分娩时易导致产程延长，从而引起宫缩乏力性出血。而且，妊娠期血糖控制不理想，可能会发展成糖尿病。孕妈妈可通过适当的饮食调整来控制血糖，缓解妊娠糖尿病。

注意餐次分配，少食多餐

孕妈妈餐次的分配非常重要，因为一次进食大量食物会造成血糖快速上升，而孕妈妈空腹太久又容易发生酮症，危害母胎健康，所以应少食多餐。在控制总热量的同时，可采取少食多餐的方式，正常的早中晚三餐之外匀出一些热量作为加餐。将每天应摄取的食物分成 5 ~ 6 餐，可避免三餐后的血糖水平大幅度升高，避免加重胰岛的负担。早中晚三餐的热量应分别控制在 10%~15%、30%、30%，可分别在上午 9:00~10:00，下午 3:00~4:00 以及睡前加餐一次，分别占总热热量的 5%~10%，防止低血糖的发生。

适当限制碳水化合物，食用生糖指数低的主食

碳水化合物是热量的主要来源，也是影响餐后血糖的主要因素，摄入总量不宜过高也不宜过低，占每日总热量的 50%~60%，每天不低于 150 克。碳水化合物主要来自谷物、蔬菜和水果。

孕妈妈在选择主食时，精白米面血糖生成指数高，食用后极易导致血糖波动，应减少这类食物的摄入，增加生糖指数低的复合碳水化合物，比如燕麦、荞麦、糙米、红豆、绿豆等粗粮杂豆类，含有大量膳食纤维，可延缓血糖升高速度，也可以适当用薯类代替精米精面。饼干、蛋糕、甜点等都是血糖指数高的食物，要少吃或不吃。

合理的脂肪摄入

膳食脂肪占到总热量的25%~30%，限制饱和脂肪酸含量高的食物，如动物油脂、红肉类、全脂奶等，减少蛋糕、起酥面包、黄油等反式脂肪酸含量高的食物的摄入，而不饱和脂肪酸含量丰富的橄榄油、山茶油、坚果、去皮禽肉、鱼肉的比例要占到脂肪总量的1/3。

保证充足的蛋白质摄入

蛋白质对于胎宝宝的生长发育至关重要，蛋白质的摄入要占到总热量的15%~20%，每天70~80克，其中大豆及豆制品、去皮禽肉、鱼虾、蛋、瘦肉、低脂奶等优质蛋白质的量要占到蛋白质总量的1/2。

膳食纤维可延缓血糖升高

孕妈妈要在保证每天总热量不变的情况下，多摄取高膳食纤维食物，如在白米饭中加入糙米、燕麦等谷物，或者加入红豆、南瓜等食材。同时还应增加蔬菜和低糖水果的摄取量，有利于血糖的控制，也比较有饱腹感。但要注意，糖分含量高的水果一定要避免食用，如红枣、桂圆、荔枝、香蕉等，以免加速血糖升高。

李大夫特别叮嘱

降低食物生糖指数的烹调方法

孕妈妈日常饮食中，除了避免吃过甜的食物外，还要选择一些降低食物生糖指数的烹调方法，这样能更好地控制血糖。

蔬菜能不切就不切。食物颗粒越小，生糖指数越高。所以一般薯类、蔬菜等不要切得太小，可以多嚼几下，让肠道多蠕动，对血糖控制有利。

高、中、低的搭配烹调。高、中生糖指数的食物与低生糖指数的食物一起烹饪，可降低生糖指数。如在大米中加入燕麦等粗粮同煮。

急火煮，少加水。食物的软硬、生熟、稀稠、颗粒大小对食物生糖指数都有影响。加工时间越短、水分越多，食物生糖指数越低。

重点推荐食物

玉米

玉米含有丰富的膳食纤维，可以使食物中的糖分在肠道内缓慢被吸收，帮助降低餐后血糖。

小米

小米中的维生素 B_1 可以参与糖类与脂肪的代谢，能够帮助葡萄糖转变成热量，控制血糖升高。

洋葱

洋葱中含有与降血糖药甲苯磺丁脲类似的槲皮素，能刺激胰岛素合成及释放，帮助细胞更好地利用葡萄糖，恢复胰岛细胞功能，帮助平稳餐后血糖。

苦瓜

苦瓜中的苦瓜皂苷被称为"植物胰岛素"，能促进糖分分解，使过剩的糖分转化为热量，能改善身体的代谢，还有利于胰岛细胞功能的恢复。

柚子

柚子中含有的铬可增强胰岛素活性；柚子含有的柚苷配基，有助于消化分解脂肪，减轻胰岛细胞的负担。

牛肉

牛肉中的亚油酸有促进微循环的作用，牛肉中的锌元素可增加胰岛素原转为胰岛素的能力，提高肌肉和脂肪细胞对葡萄糖的利用，降低血糖浓度。

营养食谱

杂粮馒头 有助于控血糖

材料 小米面80克，黄豆面30克，面粉50克，酵母5克。

做法

1 将酵母化开并调匀；小米面、黄豆面、面粉倒入容器中，加酵母水搅拌均匀，醒发40分钟。

2 将醒发好的面团搓粗条，切成大小均匀的面剂子，逐个团成圆形，制成馒头生坯。再次醒发至原体积的2倍大，送入烧开的蒸锅蒸15~20分钟即可。

功效 小米富含胡萝卜素和膳食纤维，与能平稳血糖的黄豆一起食用，控糖效果更好。

苦瓜炒牛肉 有助于平稳血糖

材料 苦瓜200克，牛瘦肉250克。

调料 料酒、酱油、豆豉、水淀粉各15克，蒜末、姜末各5克，盐、胡椒粉各3克。

做法

1 牛肉洗净，切片，加料酒、酱油、胡椒粉、盐和水淀粉腌渍片刻；苦瓜去瓤，切片，用盐腌渍10分钟，挤出水分。

2 锅内倒油烧热，放牛肉片炒至变色，盛起。

3 锅留底油烧热，爆香蒜末、姜末、豆豉，倒苦瓜片煸炒，加牛肉片翻炒熟即可。

功效 苦瓜含有的苦瓜皂苷能促进糖分分解，牛肉中的锌元素可提高肌肉和脂肪细胞对葡萄糖的利用，搭配食用能有效平稳血糖。

妊娠高血压

什么是妊娠高血压

孕期血压 ≥ 140/90 毫米汞柱被视为妊娠高血压，在怀孕 20 周后，尤其是 32 周以后为多发期。表现为血压升高、浮肿、蛋白尿等一系列症状，威胁孕妈妈和胎宝宝的健康。不过，只要定期做产前检查，及时发现，及早治疗，加以饮食调节，病情多半可以得到控制。

控制体重增长

肥胖是妊娠高血压的一大诱因，已患有妊娠高血压的孕妈妈更要防止体重增加过多，对于控制妊娠高血压非常关键，避免引发严重后果。

孕妈妈要合理安排饮食，保证每天主食摄入量在 150~300 克，控制高脂高糖食物的摄入，适当多吃富含膳食纤维和矿物质的粗粮、富含蛋白质和钙的大豆及豆制品、富含优质蛋白质的鱼肉和富含维生素的新鲜蔬果等，以减少脂肪的摄入和转化，降低体内血脂。

饱和脂肪酸摄入越少越好

饱和脂肪酸不利于血压控制，应摄入越少越好，而不饱和脂肪酸有利于降血脂、降血压，可以增加摄入。

饱和脂肪酸含量较多的食物有肥肉、牛油、羊油、奶油等。不饱和脂肪酸含量较高的食物有植物油、坚果、鱼类脂肪等。烹调用油宜避免动物油，应用植物油，且每日用量应控制在 25 克左右。

饮食宜清淡、少盐，减轻肾脏负担

孕妈妈的日常饮食以清淡为佳，减少盐的摄入量，忌吃咸菜、咸蛋等盐分高的食品，尤其是水肿明显者要控制每日盐的摄取量，限制在 3 克内，以免加重症状。还要避免摄入过浓的鸡汤、肉汤、鱼汤等，以免代谢后产生过多的尿酸，加重肾脏的负担。

晨宝朵妈经验谈

多吃蔬果和低脂奶帮助降血压

关于预防妊娠高血压，我当时专门咨询了营养师，营养师建议一定要少吃咸的和甜的，同时要多吃各种时令蔬果。喝奶就选低脂或脱脂的，不但可以提供钙，还能防止脂肪摄入过多。

多进食富含钾、钙、膳食纤维的蔬果

新鲜蔬菜中富含维生素、钾、镁、锌、膳食纤维等，也能帮助孕妈妈降血压，孕妈妈每天摄入绿色蔬菜应不少于 400 克，种类应达到 5 种左右，水果每天 200~350 克。

膳食纤维和钾可排出体内多余的钠，改善高血压；钙有助于保持血压稳定。

适量补充奶制品，保证钙的吸收

钙摄入充分时，可增加尿钠排泄，减轻钠对血压的不利影响，有利于降低血压；钙还可以降低细胞膜通透性，促进血管平滑肌松弛，对抗高钠所致的尿钾排泄增加，起到保钾作用。

牛奶及奶制品含有丰富且容易吸收的钙质，是补钙的良好食物，孕妈妈可以每天保证一定量的脱脂或低脂奶或奶制品。

重点推荐食物

芹菜

芹菜中含有的植物化学物可降低毛细血管的通透性，增加血管弹性，具有降血压功效；富含的膳食纤维还能促进孕妈妈排便，预防便秘。

燕麦

燕麦含有丰富的膳食纤维，能够帮助吸附体内的钠，将多余的钠排出体外，从而降低血压；还含有亚油酸，可维持血液流通顺畅，降低血压。

土豆

土豆富含钾，有利于促使钠排出体外，防止血压升高。

胡萝卜

胡萝卜中含有琥珀酸钾，有降血压的功效；槲皮素可促进冠状动脉血流量，加强血液循环；钾可排出体内多余的水分，可防水肿。

黄豆

黄豆富含优质蛋白质和亚油酸，有抗血栓、抗凝以及扩张血管的作用，还可促进血液流通，从而起到降低动脉压的作用。

鸡肉

去皮鸡肉低脂、高蛋白，而且富含镁，能帮助钾吸收，促使钠排出，起到降血压的作用。

营养食谱

炝拌芹菜腐竹 促进钠排出

材料 芹菜250克，腐竹50克。

调料 花椒、盐各适量。

做法

1 腐竹泡发洗净，切菱形段，入沸水中焯30秒，捞出，凉凉，沥干水分；芹菜择洗干净，切段，入沸水中焯透，捞出，凉凉，沥干水分；取盘，放入腐竹段、芹菜段、盐拌匀。

2 炒锅置火上，倒入适量植物油，待油烧至七成热，加花椒炒出香味，关火。

3 将炒锅内的油连同花椒一同淋在腐竹和芹菜段上，加盐拌匀即可。

功效 芹菜富含钾和芹菜素，可促进钠排出，增加血管弹性，对于高血压有较好的防治作用。

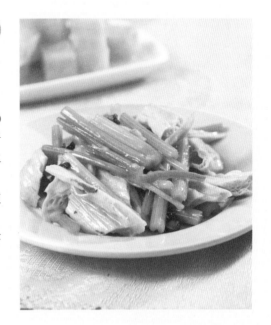

土豆片炒牛肉 促进钠排出

材料 土豆150克，牛肉200克，青椒100克。

调料 淀粉、盐各适量。

做法

1 牛肉洗净，切丝，加盐、淀粉腌片刻；土豆去皮，洗净，切片，用清水浸泡，捞出沥水；青椒洗净，去蒂及子，洗净，切丝。

2 锅内倒植物油烧至四成热，下牛肉丝滑熟，捞出沥油；土豆片放入微波炉中，高火加热4分钟后取出。

3 锅内放油烧热，下土豆片，加盐炒匀，下青椒丝炒熟，加入牛肉丝炒匀即可。

功效 土豆富含钾，能促进钠的排出，牛瘦肉含丰富的优质蛋白质和锌，搭配食用可对控制高血压有帮助。

缺铁性贫血

孕期为什么会发生缺铁性贫血

随着胎宝宝生长发育，需要从母体中摄取铁来制造血液、肌肉和器官等，另一方面，孕妈妈的血容量显著增加，而能携带、运送氧气的红细胞并没增加，也会导致贫血。铁元素是构成红细胞的主要原料，孕妈妈体内储备的铁一旦入不敷出，又没有及时补充的话，就会影响孕妈妈体内的血红蛋白合成而引起贫血症状。

铁的摄入量至少达到每日 24 毫克

孕妈妈一般从孕中期开始对铁的需求量增加，一般来说，孕 4~7 月平均每日铁的摄入量应为 24 毫克，孕 8~10 月每天增加到 29 毫克。如果发生缺铁性贫血，孕妈妈就更应该注重铁的补充。

补铁首选猪血、猪肝、红肉

铁元素分两种，血红素铁和非血红素铁。前者多存在于动物性食物中，后者多存在于蔬果和全麦食品中。血红素铁更容易被人体吸收，因此，补铁应该首选动物性食物，比如动物肝脏、动物血、畜肉等。

有缺铁性贫血症状的孕妈妈最好每天食用 40~75 克红肉。动物内脏补血效果很好，但由于其所含的胆固醇相对较多，所以一次不能吃得过多。以猪肝为例，孕妈妈食用猪肝可以坚持少量多次的原则，每周吃 2 次，每次吃 50 克，这样猪肝中的铁也能更好地被吸收。但要注意，为避免猪肝的安全隐患，应购买来源可靠的猪肝，在烹调时一定要彻底熟透再吃。

膳食多点红、黑与深绿色食物

相对动物性食物来说，植物性食物补铁的效果不够好，但也有一些含铁量比较高的植物性食物，可以与动物性食物搭配食用，作为辅助补充。选择食物时应选择含铁量比较高的红色、黑色和深绿色食物，如黑米、黑豆、红枣、桑葚、木耳、芝麻、菠菜等。

补铁也要补维生素 C，以促进铁吸收

维生素 C 可以帮助铁质的吸收，帮助制造血红蛋白，改善孕妈妈贫血症状。维生素 C 多存在于蔬果中，如橙子、猕猴桃、樱桃、柠檬、西蓝花、南瓜等均含有丰富的维生素 C，孕妈妈可以在进食高铁食物时搭配吃这些富含铁的蔬果或喝一些这些蔬果打制的蔬果汁，都是增进铁质吸收的好方法。

摄入优质蛋白质有利于补血

蛋白质是合成血红蛋白的原料，孕妈妈应注意从膳食中补充蛋白质，每日以 80 克左右为宜，可选用优质蛋白质食物，如瘦肉类、蛋、豆类及豆制品等，这些食物对防治贫血有良好效果，但要注意荤素结合，以免过食油腻食物伤及脾胃。

叶酸能促进血红蛋白生成

新鲜蔬果中的铁含量较低，可是有的蔬果中的叶酸和维生素 C 含量比较高，叶酸可以促进人体生成血红蛋白，贫血的孕妈妈可以多吃富含叶酸的蔬果，如菠菜、南瓜、油菜等，以增加造血能力，缓解贫血的症状。

改掉影响铁质吸收的饮食习惯

患有缺铁性贫血的孕妈妈在食用绿叶蔬菜时，最好炒着吃，因为生的绿叶蔬菜中所含的草酸会阻碍铁质的吸收。另外，食物中的多酚和钙也会影响铁的吸收。如茶叶里含有的茶多酚和牛奶中含有的钙都会对铁的吸收有所妨碍，不要在吃补铁食物的同时喝牛奶或者茶。

重点推荐食物

黑芝麻

黑芝麻中铁和蛋白质的含量很高，可与核桃等一起磨粉，做成黑芝麻糊，能促进铁的吸收。

木耳

木耳中富含铁、膳食纤维等成分，可以作为孕妈妈补铁的辅助，还可以促进孕妈妈消化、排便。

鸭血

鸭血中铁含量很丰富，而且极易被人体消化吸收，很适合孕妈妈用来补铁。

猪肝

猪肝富含维生素A和铁，可以缓解孕妈妈缺铁性贫血，还有利于胎宝宝的视力发育。

牛肉

牛肉富含肌氨酸、铁等，可为孕妈妈补铁、补血，同时补虚暖胃，提高孕妈妈的抵抗力。

乌鸡

乌鸡含铁和铜等元素较为丰富，且血清总蛋白、维生素E、维生素A的含量均高于普通肉鸡。乌鸡具有补肝肾、益气血等功效，煨汤或炖食味道鲜美，还能补血。

营养食谱

栗子炖乌鸡 补铁补血

材料 栗子100克，乌鸡500克。

调料 葱花、姜片各5克，盐2克，香油适量。

做法

1 宰杀好的乌鸡洗净，切块；栗子去壳，取出栗子仁。

2 砂锅洗净，放入乌鸡块、栗子仁，加清水（以没过鸡、栗子仁为宜），加葱花、姜片小火炖2小时，加盐和香油调味即可。

功效 乌鸡低胆固醇、低脂肪，富含铁；栗子富含不饱和脂肪酸和B族维生素。二者搭配食用可为孕妈妈补铁补血，缓解孕期缺铁性贫血。

菠菜鸭血汤 补铁、补叶酸

材料 鸭血250克，菠菜150克。

调料 葱末5克，盐3克，香油2克。

做法

1 将鸭血洗净，切成长4厘米、厚1厘米的块；菠菜去老叶，洗净，焯水，捞出，切长段备用。

2 锅置火上，倒植物油烧热，放入葱末煸炒出香味，倒入适量清水煮开，放入鸭血煮沸，转中火焖10分钟。

3 放入菠菜，加入盐，小火煮1分钟，淋香油即可。

功效 菠菜富含叶酸、铁和膳食纤维，鸭血富含铁，二者搭配食用，可以帮助缺铁性贫血的孕妈妈补充丰富的铁。

牛肉炒西蓝花 提高免疫力

材料 西蓝花200克，牛肉150克，胡萝卜40克。

调料 料酒、酱油各10克，盐3克，淀粉、葱末、蒜蓉、姜末各5克。

做法

1 牛肉洗净，切片，加盐、料酒、酱油、淀粉腌渍15分钟，放锅中滑炒至变色，捞出沥油；西蓝花择洗干净，掰成小朵，用盐水洗净，沥干；胡萝卜洗净，去皮，切片。

2 锅内倒油烧热，下蒜蓉、姜末、葱末炒香，加入胡萝卜片、西蓝花翻炒，放入牛肉片，加料酒后略炒，再加盐炒匀即可。

山药木耳炒莴笋 补充多种维生素

材料 山药100克，干木耳15克，莴笋300克。

调料 葱花10克，香油、醋、白糖各5克，盐3克。

做法

1 山药洗净，去皮切片，焯烫，捞出控干；木耳入温水泡发，去掉根部，撕成小块，快速焯烫；莴笋去皮切片。

2 锅内倒油烧热，爆香葱花，倒入莴笋片、木耳翻炒片刻，淋入少许水，放入山药片快速翻炒，调入盐、白糖、醋和香油，炒匀即可。